Cure-se com a Luz do Sol

Sua Saúde Está em Suas Mãos

Andreas Moritz

Cure-se com a Luz do Sol

Sua Saúde Está em Suas Mãos

Tradução:
Soraya Borges de Freitas

MADRAS®

Publicado originalmente em inglês sob o título *Heal Yourself with Sunlight*, por Ener-Chi Wellness Press.

Editor:
Wagner Veneziani Costa (*in memoriam*)

Produção e Capa:
Equipe Técnica Madras

Tradução:
Soraya Borges de Freitas

Revisão da Tradução:
Karina Gercke

Revisão:
Ana Paula Luccisano
Jerônimo Feitosa

Dados Internacionais de Catalogação na Publicação
(CIP)(Câmara Brasileira do Livro, SP, Brasil)

Moritz, Andreas
Cure-se com a luz do sol: sua saúde está em suas mãos/Andreas Moritz; tradução Soraya Borges de Freitas. – São Paulo: Madras, 2022.
Título original: Heal Yourself with Sunlight

ISBN 978-65-5620-045-3

1. Cura 2. Fototerapia 3. Energia solar
4. Promoção da saúde 5. Radiação solar I. Título.

22-111935 CDD-615.8

Índices para catálogo sistemático:
1. Cura: Luz do sol: Terapia alternativa 615.8
Eliete Marques da Silva – Bibliotecária – CRB-8/9380

MADRAS EDITORA LTDA.
Rua Paulo Gonçalves, 88 – Santana
CEP: 02403-020 – São Paulo/SP
Tel.: (11) 2281-5555 – (11) 98128-7754
www.madras.com.br

Nota do editor internacional:

O autor deste livro, Andreas Moritz, não defende o uso de qualquer forma específica de cuidados de saúde e acredita que os fatos, as imagens e o conhecimento aqui presentes deveriam estar disponíveis a toda pessoa preocupada em melhorar sua saúde. Embora o autor tenha tentado apresentar uma compreensão profunda dos tópicos discutidos e garantir a precisão e a integralidade de qualquer informação que se origina de qualquer outra fonte do que a sua, ele e o editor não assumem a responsabilidade por erros, imprecisões, omissões ou qualquer inconsistência neste livro. Quaisquer esquecimentos de pessoas ou organizações não são intencionais. Esta obra não pretende substituir a orientação e o tratamento de um médico especializado. Qualquer uso da informação apresentada aqui fica totalmente a critério do leitor. O autor e o editor não se responsabilizam por quaisquer efeitos adversos ou consequências resultantes do uso de qualquer uma das preparações ou dos procedimentos descritos neste livro. As declarações feitas aqui são apenas para fins educacionais e teóricos e baseiam-se, principalmente, nas próprias teorias e opinião de Andreas Moritz. Você deve sempre se consultar com um profissional da saúde antes de tomar qualquer suplemento alimentar, nutricional, herbal ou homeopático, ou antes de começar ou parar qualquer terapia. O autor não pretende fornecer qualquer orientação médica, nem oferecer um substituto dela e não dá garantias, expressas ou implícitas, a respeito de nenhum produto, aparelho ou terapia. Salvo indicação em contrário, nenhuma declaração neste livro foi revista ou aprovada pela agência reguladora americana, Food & Drug Administration, ou pela Comissão Federal de Comércio dos Estados Unidos. Os leitores devem usar seu próprio discernimento ou consultar um médico holístico ou seus médicos pessoais para aplicações específicas em seus problemas individuais.

Índice

Introdução

Luz do Sol – Medicamento da Natureza

É muito provável que a primeira coisa a surgir na sua mente ao ouvir a palavra "remédio" é um comprimido em um frasco de plástico de uma farmácia e uma receita médica.

Mas, na verdade, nem todos os remédios vêm em comprimidos com receitas.

Há substâncias e energias curativas mais fundamentais, básicas e essenciais. Elas estão disponíveis gratuitamente para cada um de nós na vasta farmácia chamada natureza, onde você é seu próprio médico e seu corpo lhe emite pequenas prescrições ocasionalmente, quando as coisas não estão em ordem. Essas prescrições são sinais e sintomas percebidos de maneira subjetiva.

Deixe-me fazer uma pequena analogia. Quando estiver desidratado, seu corpo lhe dirá que precisa de água. A sede é o que você sente subjetivamente. Sua boca fica seca e você sabe que um copo de água (uma substância gratuita e natural) resolverá o problema. Não precisa de um médico para lhe dizer isso. Você apenas sabe, por instinto, que somente a água deve resolver.

Da mesma forma, os remédios não se limitam a comprimidos, pastilhas ou cápsulas convencionais com nomes, dosagens, datas de validade e códigos de barra.

Há muitos outros remédios naturais indispensáveis, confiáveis e abundantes – sendo o mais vital deles a luz do sol. Ela está entre esses inúmeros remédios potentes na farmácia da natureza.

Infelizmente, o sol foi difamado como sendo a causa e não a solução de muitos dos nossos problemas. Deixe-me ilustrar esse fato: você está folheando uma revista, uma dentre as muitas empilhadas em um canto da sala de espera. Uma jovem com uma expressão triste segura, de modo significativo, um porta-retrato com uma fotografia de uma bela loira sorridente. "Minha irmã se matou acidentalmente. Ela morreu de câncer de pele", diz a manchete do anúncio de utilidade pública.

Choque e empatia o invadem. A manchete provoca medo e ansiedade. A mensagem é alarmante. "Faça da proteção solar um estilo de vida" é o apelo, e você entra em pânico. Certamente não quer ser uma vítima do ataque solar, uma foto triste em um porta-retrato. Então, sua primeira reação é entrar em uma farmácia o mais rápido possível e comprar um protetor solar, a proteção legítima dos perigos da luz do sol, como você foi levado a acreditar.

Mas, espere aí!

Nem tudo é como parece. Você apenas foi enganado por uma mentira bem caprichada.

O sol NÃO é seu inimigo, é seu amigo. Você existe porque ele existe. Você estará apenas CHAMANDO problemas se abandonar o natural e favorecer o artificial. Vai sacrificar sua saúde e, talvez, até sua vida para os lucros de pessoas que nem conhece.

Por mais perturbador que pareça, o "anúncio de utilidade pública" enganoso na revista foi, na verdade, feito por uma ilustre entidade filantrópica de combate ao câncer e patrocinado por uma empresa com um interesse financeiro direto. Em outras palavras, não passa de um anúncio financiado por uma das principais fabricantes de protetor solar. Ele apareceu em várias revistas femininas por todo o verão. Permita-me citar o alerta preciso no anúncio:"se não for controlado, o câncer de pele pode ser fatal". Ele também pede às pessoas: "usem protetor solar, cubram-se e observem as mudanças na pele".

Cheguemos à vergonhosa verdade. Com um pouco de pesquisa, você saberá que a mulher na foto é uma modelo profissional, e não uma vítima de câncer de pele. Além disso, a mensagem comovente subentendida de que as vítimas fatais dessa doença morrem por causa de sua imprudência não tem nenhuma evidência para sua sustentação.

Para muitos, esse anúncio é uma tentativa injustificável de manipular a opinião pública. Para outros, é uma completa quebra da fé e da confiança que foram inocentemente colocadas em uma organização que se acreditava pensar nos melhores interesses do público. O incidente levantou uma preocupação considerável, tanto entre acadêmicos como em pessoas comuns, principalmente porque a mesma organização se tornou a entidade mais rica do país, em grande parte, por sua perspicácia com as relações públicas. O fato de o principal criador da organização ainda ser lembrado por suas campanhas publicitárias de cigarro devastadoramente eficazes, incorporando o *slogan* "Pegue um Lucky [cigarro] em vez de um doce", não ajuda em nada a restaurar a fé das pessoas no sistema.

Sim, a organização está correta, em parte, ao dizer ao público que o câncer de pele é fatal, pois há de fato tipos letais de cânceres de pele chamados melanomas malignos. Mas essas formas letais de câncer de pele abrangem somente 6% do número geral dos casos dessa doença apenas nos Estados Unidos; os 94% restantes NÃO colocam a vida em risco. Infelizmente, a maioria das pessoas tem uma compreensão muito vaga da diferença entre as formas raras, mas potencialmente fatais, de câncer de pele e as benignas. Parece que várias organizações pretendem explorar essa falta de conhecimento de parte das pessoas comuns.

Os tipos mais comuns de câncer de pele – os tumores basocelulares e de células escamosas – nem são considerados câncer na base de dados Seer do Instituto Nacional do Câncer, que reúne informação epidemiológica sobre a incidência e as taxas de sobrevivência do câncer nos Estados Unidos. Os carcinomas basocelulares e de células escamosas raramente sofrem metástase, eles têm quase sempre uma cura imediata e muito raramente matam alguém. Ninguém ouviu falar ou falou desses cânceres mais comuns como "carcinoma de células escamosas fatal" ou "carcinoma basocelular letal".

Alertar ao acaso o público geral de que a exposição ao sol causa cânceres de pele mortais, ceifadores impiedosos de vidas, sem distinguir entre os raros melanomas fatais e os tumores de pele muito mais comuns e curáveis, parece um esforço deliberado para incutir o medo, se não para aterrorizar as pessoas. O motivo é promover, de modo bem claro, as vendas de protetores solares, entre outras proteções. É um motivo financeiro.

A verdade: o protetor solar, na melhor das hipóteses, pode apenas prevenir queimaduras solares. Ele não pode nem previne a MAIS RARA e única verdadeira forma fatal de câncer de pele – o melanoma maligno. Nenhuma associação conclusiva foi feita entre queimaduras solares e melanoma. Como, então, seria lógico sugerir que protetores solares podem salvá-lo da morte por câncer de pele? Na verdade, estudos sugerem que as pessoas têm um risco maior de desenvolver melanomas pelo uso de protetores solares.

Neste livro, quero fazer as pessoas olharem para além das mentiras e invenções sobre a exposição ao sol que foram jogadas nas nossas caras e, ainda mais importante, ajudar as pessoas a perceber os incontáveis benefícios da luz solar. Você merece conhecer a verdade. No mundo atual o conhecimento é tudo.

Andreas Moritz, abril de 2010.

"Ouse esticar sua mão na escuridão
para puxar alguém para a luz."

Capítulo 1

O Sol – a Fonte Suprema da Vida na Terra

A luz do sol é a exigência biológica mais crucial para a sobrevivência e a perpetuação. Devemos nossa existência a ele. Se não houvesse sol, não haveria Terra e, portanto, não haveria vida nem humanidade.

As primeiras formas de vida no planeta Terra empregavam a luz solar como a matéria-prima para a sobrevivência. Eram organismos fotossintéticos e autotróficos. Ainda hoje, depois de eras de evolução, eles persistem. Todos nós evoluímos dessas formas de vida primitivas dependentes do sol. Embora tenhamos surgido como os seres mais complexos, ainda preservamos uma dependência bem básica da luz solar. Nós morremos sem ela.

A exposição regular do nosso corpo ao comprimento de onda germicida de luz ultravioleta (UV) do sol consegue controlar germes, ácaros, fungos, vírus e bactérias.

A radiação UV é tão potente que ainda é usada nas indústrias como um método para esterilização da água, dos alimentos, de instrumentos, etc. Muitos vírus, bactérias e substâncias viáveis são mortos com a exposição prolongada à luz solar direta. Um exemplo específico é a *Neisseria gonorrhoeae,* que morre ao ar livre depois de horas de exposição à luz do sol. Isso vale para muitas outras bactérias patogênicas.

Você sabia, por exemplo, que a luz solar mata bactérias e é perfeitamente capaz de fazer isso mesmo atravessando o vidro da janela?

Além disso, você sabia que as alas de hospital iluminadas pelo sol têm menos bactérias do que as escuras?

Seu poderoso efeito estimulador da imunidade faz da luz solar um dos mais importantes inibidores de doenças. Mas esse é apenas um dos muitos benefícios que a luz solar tem a oferecer para melhorar e suprir a saúde humana.

O sol é a única fonte verdadeira de energia no planeta Terra. Fornece a quantidade perfeita de energia para as plantas sintetizarem todos os produtos necessários para o crescimento e a reprodução.

A energia só pode ser convertida de uma forma para outra. A energia solar é armazenada nas plantas. Nós consumimos essas plantas e a energia potencial armazenada nelas. A mesma energia é, então, convertida em outras formas de energia dentro de nossos organismos.

A energia do sol é armazenada pelas plantas na forma de carboidratos, proteínas e gordura. Quando digeridos, alimentos vegetais nos fornecem a energia vital de que precisamos para termos vidas ativas e saudáveis. Os processos de digestão, assimilação e metabolismo do alimento no organismo são usados principalmente para partir, transferir, armazenar e utilizar essas várias formas de energia solar encapsulada.

O nível mais baixo da pirâmide alimentar, onde os alimentos são fabricados diretamente pela luz solar, disponibiliza para nós o máximo de energia do sol. Em outras palavras, os vegetais, que estão na base da pirâmide alimentar, são os mais ricos em energia solar. Por sua vez, os produtos que estão no topo da pirâmide alimentar contêm pouca ou nenhuma energia solar e são praticamente inúteis, se não danosos, ao corpo. Entre eles estão produtos feitos de animais mortos, peixes, *junk foods* ou alimentos de baixo valor nutritivo e para preparar no micro-ondas, congelados, expostos à radiação, geneticamente modificados,[1] e outros alimentos ultraprocessados.

1. Em 1998, cientistas descobriram a primeira evidência de que alimentos geneticamente modificados podem danificar a saúde humana. Pesquisadores do prestigioso Rowett Research Institute [Instituto de Pesquisa Rowett], em Aberdeen, Reino Unido, descobriram que alimentos geneticamente modificados poderiam danificar os sistemas imunológicos de ratos. Por volta de 60% dos alimentos processados encontrados em supermercados – de hambúrgueres a sorvete – podem conter ingredientes adulterados geneticamente.

Madeira, combustível e minerais também são algumas das várias formas de energia do sol encapsulada. Elas são centrais de energia solar. A energia solar é ilimitada, ao contrário das fontes não renováveis.

Infelizmente, é essa radiação ultravioleta atenuada que é eliminada com ainda mais facilidade por janelas, casas, óculos, óculos escuros, protetores solares e roupas. A quantidade de energia que o sol envia para nosso planeta é 35 mil vezes maior do que aquela que produzimos e consumimos atualmente. De fato, uma parte dessa energia é refletida de volta ao espaço, mas muito dela é absorvida pela atmosfera e por outros elementos. Pode-se aproveitar facilmente essa energia para propósitos práticos. Nossos próprios corpos utilizam a energia solar.

Toda matéria é luz "congelada". Nossas células corporais são uma imensa quantidade de energia do sol. A glicose e o oxigênio com os quais as alimentamos são produtos do sol. Não poderíamos ter ou processar um único pensamento sem as moléculas de glicose e oxigênio energizadas pelo sol.

O ar, aquecido pelo sol, é capaz de absorver água dos oceanos enquanto passa sobre eles. À medida que esse ar carregado de umidade se move sobre massas de terra até as alturas mais elevadas, ele começa a esfriar e, assim, libera um pouco de sua água absorvida. Essa água cai na terra como chuva ou neve, alimentando os rios, e por meio deles, a terra e a vegetação.

Dependendo de sua posição no que tange à rotação terrestre, da posição da lua e das atividades cíclicas internas do sol (ciclos das manchas solares), o sol controla todo o clima da Terra e as mudanças sazonais até o menor dos detalhes, incluindo temperatura, quantidade de chuvas, formação de nuvens, períodos de estiagem, etc.

O planeta não é um lar apenas para os seres humanos. O sol também tem de sustentar o crescimento de todas as outras espécies, incluindo plantas, animais, insetos e principalmente micróbios, sem os quais a vida aqui não seria possível. A complexidade matemática por trás de um sistema de organização tão infinitamente diverso e intricado quanto a vida planetária não pode ser compreendida, mesmo por um trilhão de supercomputadores. Mas o sol, sem cometer erros, "calcula" o que cada espécie – uma formiga, uma árvore ou um ser humano – requer para cumprir seu propósito e ciclo evolutivo.

Não é de surpreender então que o sol seja endeusado por nossos ancestrais. Pessoas, civilizações e culturas diferentes do mundo todo cultuavam o sol de forma independente.

Acreditava-se que Apolo, o deus romano do sol, seria o deus da luz e da cura. Na literatura grega antiga, Hélio foi descrito como o deus Sol ostentando uma auréola, atravessando o céu com uma carruagem todos os dias. Para os antigos egípcios, Rá era o sol – uma manifestação da divindade. Eles acreditavam que o homem nascia das lágrimas de Rá. Os chineses criam na existência de dez sóis que apareciam em turnos. Os hindus saudavam o sol assumindo certas posturas iogues e entoando mantras sagrados. O exercício era conhecido como *Surya Namaskar* e é realizado por muitos até hoje.

As ondas eletromagnéticas geradas pelo sol surgem em uma variedade de comprimentos, que determinam seu curso de ação específico e responsabilidade. Elas vão de 0,00001 nanômetros para raios cósmicos (um nanômetro é um bilionésimo de um metro) a cerca de 4.990 quilômetros para ondas elétricas. Há raios cósmicos, raios gama, raios-x, vários tipos de raios ultravioleta, o espectro de luz visível composto de sete raios coloridos, infravermelhos de onda curta, infravermelhos, ondas de rádio e elétricas. A maioria dessas ondas de energia é absorvida e usada para vários processos nas camadas da atmosfera que cercam a Terra.

Apenas uma pequena parte delas – o espectro eletromagnético – alcança a superfície da Terra. O olho humano, no entanto, pode perceber apenas cerca de 1% do espectro. Embora sejamos incapazes de ver qualquer uma das ondas ultravioleta e infravermelhas, elas exercem uma influência muito forte sobre nós.

Na realidade, a luz ultravioleta provou ser a mais ativa biologicamente dentre os vários raios. Dependendo da estação e do local da Terra, as intensidades da luz ultravioleta e de todas as outras porções de luz variam. Isso permite que todas as formas de vida passem por ciclos constantes de mudança necessárias para o crescimento e a renovação.

Capítulo 2

Os Poderes Curativos Milagrosos da Luz Ultravioleta

Foi-se o tempo em que o impulso natural de alguém era sair de casa no primeiro dia ensolarado de primavera para saudar e aproveitar a glória brilhante e cálida do sol. Apenas alguém muito corajoso ou totalmente "despreocupado" desafia os alertas rígidos das autoridades médicas e especialistas em câncer endossados, sem reservas, pela indústria de protetores solares e ousa se aventurar no sol perigoso. Alguns profissionais de Medicina consideram irresponsável e um "risco potencial" caminhar no sol, se você não estiver totalmente equipado para o ataque violento da perigosa luz solar. A menos que estejam cobertas da cabeça aos pés com um filtro solar, as pessoas estariam apostando com suas vidas, ou são levadas a acreditar nisso, por aqueles que servem a seus próprios interesses.

A luz solar NÃO é uma ameaça à vida! Ela, na verdade, dá a vida e a preserva.

Como, então, a humanidade teria evoluído pelas eras quando o bloqueador solar não existia?

Felizmente esse equívoco absurdo está desaparecendo por causa da descarada ausência de prova científica de que a luz solar realmente causa doenças. Na verdade, pelo contrário, estão descobrindo (ou melhor, redescobrindo) que a falta de exposição ao sol é um dos maiores fatores de risco para doenças.

Há muito tempo o sol é acusado falsamente de crime contra a humanidade. Os promotores, na maioria, são as indústrias de protetores solares e a indústria médica, e nós somos o júri. Apenas recentemente começamos a perceber que não há uma evidência conclusiva contra o sol. Estamos começando a ver que o sol é, afinal, inocente.

Apenas a parte ultravioleta da luz solar foi considerada maligna, mas, na verdade, descobriu-se que a radiação UV tem um efeito vital significativo na função humana.

Então, o que é a luz UV?

A radiação UV é um dos três tipos diferentes de radiação solar. É a parte do espectro eletromagnético de luz e energia do sol que fica invisível ao olho humano e tem os comprimentos de onda mais curtos (300-380 nm). A luz visível e as ondas de calor infravermelhas são os outros dois tipos de radiação solar.

Embora os raios UV venham naturalmente do sol, há também algumas fontes artificiais, como lâmpadas e ferramentas (ferramentas de soldagem, por exemplo), que podem produzir radiação UV. No entanto, o sol é a fonte primária de UV.

O UV solar nunca é uniforme em intensidade durante o dia e em diferentes partes do mundo. Atinge seu auge ao meio-dia. Estima-se que cerca de metade da radiação UV total do dia é recebida em poucas horas, por volta do meio-dia. Além da posição da Terra em relação ao sol, as nuvens e o ozônio também afetam a incidência da radiação UV.

O ozônio, principalmente, absorve uma grande quantidade de radiação UV, deixando apenas uma pequena porção atingir a superfície da Terra.

Infelizmente, essa radiação ultravioleta atenuada é ainda facilmente eliminada por meio de janelas, casas, óculos, óculos escuros, protetores solares e roupas.

As janelas sob circunstâncias normais deixam passar os raios UV. Mas hoje em dia elas costumam ser instaladas com películas inibidoras de UV, com pelo menos 95% de eficácia. Até os óculos feitos com receita e as lentes de contato são produzidos para filtrar a radiação UV.

Antes de os antibióticos serem descobertos na década de 1930 – sendo a penicilina o primeiro –, antes de a modernização encontrar a Medicina, a comunidade médica defendia o poder curativo da luz solar, pelo menos na Europa.

A terapia da luz solar, chamada de helioterapia, foi, de fato, considerada o tratamento de maior sucesso para doenças infecciosas do final do século XIX até meados do século XX. A helioterapia envolve basicamente uma exposição intencional à luz solar natural direta. O objetivo é aproveitar as vantagens terapêuticas da radiação solar UV.

Estudos revelaram que expor pacientes a quantidades controladas de luz do sol diminuiu drasticamente a pressão sanguínea elevada (uma queda de até 40 mm Hg), reduziu o colesterol na corrente sanguínea, diminuiu a taxa de açúcar anormalmente elevada em diabéticos e aumentou o número de glóbulos brancos, dos quais as pessoas precisam para ajudar a combater doenças. A terapia da luz do sol aumenta até o débito cardíaco e a capacidade de transporte de oxigênio do sangue. Pacientes sofrendo de gota, artrite reumatoide, colite, arteriosclerose, anemia, cistite, eczema, acne, psoríase, herpes, lúpus, ciática, problemas renais, asma e até queimaduras receberam grandes benefícios dos raios curativos do sol. A helioterapia é praticada até no Cancer Research Institute [Instituto de Pesquisa do Câncer] para ter sucesso no reparo do DNA. Observou-se que as células cancerosas começam a morrer horas depois de tratamentos com luz. O tecido saudável fica preservado e ileso no fim do procedimento. De 70% a 80% dos tumores tratados responderam depois de apenas um tratamento.

A luz solar é possivelmente o medicamento de amplo espectro mais poderoso.

O médico e autor, Dr. Auguste Rollier, foi o helioterapeuta mais famoso da sua época. No seu auge, ele geriu 36 clínicas com mais de mil leitos em Leysin, Suíça. Suas clínicas ficavam 1.524 metros acima do nível do mar. A intensidade da luz ultravioleta aumenta 4% a cada 304 metros de elevação acima do nível do mar.

Portanto, a 1.524 metros, a intensidade UV do sol aumenta um total de 20%.

Nas clínicas estrategicamente localizadas, seus pacientes podiam captar muito mais luz UV. O Dr. Rollier usava essa luz UV para tratar doenças, como a tuberculose (TB), raquitismo, varíola, *lupus vulgaris* (tuberculose cutânea) e ferimentos.

Ele seguiu os passos do médico dinamarquês, Dr. Niels Finsen, contemplado com o Prêmio Nobel, em 1903, por seu tratamento de TB usando luz ultravioleta. Em um intervalo de 20 anos, mais de 2 mil casos de tuberculose cirúrgica (óssea e articular) foram tratados, e mais de 80% receberam alta depois de serem curados nas clínicas do Dr. Rollier.

Rollier descobriu que banhos de sol diários pela manhã, aliados a uma dieta nutritiva, produziam os melhores efeitos.

Os pacientes (muitos deles crianças) eram paulatinamente expostos aos raios de sol até que se pudessem expor todo o corpo. No inverno, passava-se o dia todo sob a luz do sol e no ar frio e seco. No verão, no entanto, a exposição limitava-se apenas às manhãs.

Todos os dias, mais de 100 mil pessoas perdiam suas vidas para a tuberculose, a "Peste Branca", como era chamada na época. As curas completas milagrosas da tuberculose, e de muitas outras doenças, ganharam as manchetes na ocasião.

O que mais surpreendeu a comunidade médica foi o fato de que os raios curativos do sol permaneciam ineficazes se os pacientes usassem óculos escuros. [Os óculos escuros bloqueiam os raios importantes do espectro de luz de que o corpo precisa para funções biológicas essenciais]. Observação: seus olhos recebem esses raios mesmo à sombra. No ano de 1933, havia mais de 165 doenças diferentes para os quais a luz solar provou-se ser um tratamento benéfico.

No entanto, com a morte de Rollier em 1954 e o crescente domínio da indústria farmacêutica, a helioterapia infelizmente caiu em desuso. A boa efetividade da cura pela luz solar foi ignorada e logo esquecida.

Até a década de 1960, "drogas milagrosas" artificiais substituíram o fascínio da fraternidade médica pelos poderes curativos do sol. Na década de 1980, o público foi cada vez mais bombardeado com alertas sobre os banhos de sol e os riscos do câncer de pele pela exposição solar. As pessoas ficaram alarmadas e até aterrorizadas pelo forte *lobby* da indústria de protetores solares, que coloca os ganhos financeiros bem acima da saúde do bem-estar social.

Hoje em dia, o sol é considerado o principal culpado por precipitar o câncer de pele, certas cataratas, que levam à cegueira, e o envelhecimento da pele.

Apenas aqueles que correm o "risco" de se exporem à luz solar descobrem que o sol, na verdade, os deixa se sentindo melhores, desde que não usem filtro solar nem queimem sua pele com uma exposição exagerada.

Embora seja verdade que o excesso de algo não é bom, a falta é ainda pior.

É verdade que a exposição prolongada ao sol pode contribuir com o dano à pele. Mas uma exposição insuficiente pode ser muito mais prejudicial à saúde. Precisamos de uma exposição ideal à luz solar. Uma vida de moderação em todos os aspectos é uma vida saudável.

O uso de antibióticos, que praticamente substituíram a helioterapia, levou em anos recentes ao desenvolvimento de cepas de bactérias resistentes aos medicamentos, que desafiam qualquer tratamento que não seja o uso equilibrado de sol, água, ar, alimentos e exercícios.

Apesar dos avanços extraordinários na Medicina, as bactérias parecem permanecer um passo à frente. Você ouve falar de algum remédio promissor e logo está lendo sobre uma nova cepa mortal de algum patógeno.

A cura acontece apenas quando os requisitos essenciais do organismo estão em equilíbrio.

Cortar ou reduzir substancialmente qualquer um dos componentes essenciais da vida resulta em doença, que nada mais é do que um estado de desequilíbrio nas funções física, mental e espiritual. A saúde apenas será restaurada quando os elementos básicos estiverem bem equilibrados.

Os raios UV na luz solar estimulam, na verdade, a glândula tireoide para aumentar a produção hormonal. As secreções da tireoide controlam o metabolismo em grande medida. A produção hormonal intensificada aumenta a taxa metabólica basal do organismo. Isso auxilia tanto na perda de peso quanto em um crescimento muscular maior.

Animais de criação engordam muito mais rápido quando mantidos em locais fechados, da mesma forma que as pessoas mantidas longe do sol. Portanto, se você quiser perder peso ou aumentar seu tônus muscular, exponha seu corpo ao sol regularmente.

Qualquer pessoa que não inclui a luz solar na sua rotina fica fraca e, como resultado disso, sofre com problemas físicos e mentais. Sua energia vital diminui no devido tempo, o que se reflete em sua qualidade de vida. As populações dos países do norte da Europa, como Noruega e Finlândia, que passam por meses de escuridão todos os anos, têm uma incidência maior de irritabilidade, fadiga, doenças, insônia, depressão, alcoolismo e suicídio do que os habitantes das partes ensolaradas do mundo. As taxas de câncer de pele nesses países também são maiores. A incidência de melanoma (câncer de pele), por exemplo, nas Ilhas Orkney e Shetland, no norte da Escócia, é dez vezes maior do que nas ilhas do Mediterrâneo.

A luz UV é conhecida por ativar um importante hormônio cutâneo chamado *soletrol.* Ele influencia nosso sistema imunológico e muitos dos centros regulatórios do organismo, além de, junto ao hormônio pineal *melatonina,* causar mudanças no humor e nos ritmos biológicos diários.

A *hemoglobina* nos nossos glóbulos vermelhos precisa da luz ultravioleta (UV) para se unir ao oxigênio necessário para todas as funções celulares. A falta de luz solar pode, portanto, ser considerada corresponsável por quase todos os tipos de doenças, inclusive câncer de pele, e outros tipos. Como você está prestes a descobrir, pode ser muito prejudicial à sua saúde não se expor à luz solar.

Capítulo 3

A Radiação UV Pode Prevenir e Curar o Câncer de Pele?

O câncer é a praga da modernidade, embora exista há séculos. Estudos atuais demonstram que 25% de todas as mortes nos Estados Unidos são causadas por diferentes tipos de câncer.

O câncer é uma anormalidade física (chamada de doença) caracterizada pelo crescimento descontrolado de um grupo de células, o que, na maioria dos casos, resulta na formação de um tumor maligno, embora alguns tipos de câncer, como a leucemia, não envolvam a formação de tumores.

A proliferação anormal de células é acompanhada pela invasão do tecido vizinho no organismo, um traço exibido apenas por crescimentos malignos ou cancerosos. Tumores benignos não são invasivos, portanto, são menos perigosos.

Outro aspecto ameaçador que as malignidades podem manifestar é a metástase, que envolve a propagação do câncer para outros lugares/órgãos distantes no organismo, em geral pela linfa ou pelo sangue.

O câncer origina-se de anormalidades no material genético na célula. Essas anormalidades podem ser inerentes ou adquiridas, como um efeito de substâncias carcinogênicas ou causadoras de câncer. Descobriu-se muitas substâncias que possuem propriedades carcinogênicas, mas entre as mais comuns estão a fumaça do tabaco, várias substâncias químicas, carnes processadas, toxinas que ocorrem na natureza, substâncias irritantes, certas radiações e vírus. Muitas delas são influências fáceis de evitar. Mais de um terço das mortes por câncer em todo o mundo ocorre por causa de fatores de risco modificáveis – sendo que os mais comuns são a fumaça de cigarro, o alcoolismo e as dietas não saudáveis.

Há vários tipos de câncer, dependendo do local afetado. O local mais comum em homens é a próstata e, nas mulheres, é o tecido mamário. No entanto, o câncer pode surgir em qualquer lugar no corpo, incluindo a pele.

A maioria dos cânceres de pele surge como uma consequência do ataque aos melanócitos. Eles costumam ser detectados cedo, pois afetam mais visivelmente a camada mais externa da pele, a epiderme. Clinicamente é o mais diagnosticado. Seu diagnóstico é mais fácil até do que os cânceres de pulmão, mama e próstata por causa de sua apresentação morfológica óbvia.

Há três tipos principais de câncer de pele: carcinoma basocelular (CBC), carcinoma de células escamosas (CCE) e melanoma maligno. Os carcinomas basocelulares e de células escamosas, que são não melanomas, são cada vez mais predominantes, ao passo que o terceiro, o melanoma maligno, é muito mais raro, porém, bem mais letal.

O CBC é o mais comum. É o menos perigoso e não tem uma tendência a se espalhar. A aparência usual é a de um inchaço perolado, liso e saliente na superfície da pele. Se não for tratado, ele se aprofunda no tecido subjacente causando deformação e um dano grave.

O CCE é mais perigoso do que o CBC, pois pode se espalhar para outras partes do corpo. Na maioria das vezes, esse câncer se apresenta como uma área escamosa, espessa e vermelha na pele. Essas lesões estão sujeitas à ulceração e ao sangramento. Se não for controlado, ele ameaça formar uma grande massa.

Os casos de não melanomas são registrados com mais frequência do que os melanomas malignos. A maioria das pessoas tem CBC.

O melanoma maligno é o tipo de câncer de pele mais perigoso e tem o pior prognóstico. Pode se espalhar rapidamente. Se não detectado no início é muito difícil de tratar. Ele responde por 75% de todas as mortes por câncer de pele. Começa em geral com pintas ou áreas de pele com aparência anormal, envolvendo os melanócitos da camada externa da pele. Uma mudança de tamanho, formato, cor ou elevação de uma pinta podem indicar um melanoma maligno. O aparecimento de uma pinta nova durante a idade adulta ou uma nova dor, coceira, ulceração ou sangramento são alguns outros sinais que apontam para uma probabilidade dessa doença.

O melanoma maligno tem uma afinidade mais pelos caucasianos do que por outras raças.

Para conseguir detectar um melanoma maligno cedo, antes de ficar incurável, devem-se observar com muita atenção pintas e as mudanças que ocorrem nelas. Alguns dos sinais característicos de melanoma maligno incluem:

- Lesões assimétricas na pele.
- Bordas irregulares.
- Cor: melanomas costumam ter muitas cores.
- Diâmetro: pintas maiores de seis milímetros têm mais probabilidade de serem melanomas do que as menores.
- Crescimento: pintas que crescem ou evoluem.

Os tipos de câncer de pele foram ligados às condições cutâneas inflamatórias crônicas.

As inflamações que acontecem depois da exposição em excesso à radiação UV e uma irritação da pele prolongada crônica (como pode ser visto em ferimentos que não curam e algumas infecções virais) foram associadas com o câncer de pele.

Acredita-se que os não melanomas sejam causados em virtude do dano direto ao DNA provocado pela radiação UV. Por outro lado, supõe-se que os melanomas malignos sejam causados pelo dano indireto ao DNA depois da exposição à radiação.[2]

---

2. A RADIAÇÃO ULTRAVIOLETA divide-se em três categorias: UVA, UVB e UVC, baseadas em seus comprimentos de onda. Os raios UVA formam de 90 a 95% da luz ultravioleta que chega à Terra e têm um comprimento de onda relativamente longo (320-400 nm). Esses comprimentos de onda não são absorvidos pela camada de ozônio. Os raios UVB têm um comprimento de onda médio (290-320 nm). Eles são parcialmente absorvidos pela camada de ozônio. Os raios UVC têm o comprimento de onda mais curto (menos de 290 nm) e são quase totalmente absorvidos pela camada de ozônio.

As fontes de radiação UV naturais e artificiais – luz solar e câmaras de bronzeamento artificial – foram associadas ao câncer de pele.

Acredita-se que quase 85% dos cânceres de pele sejam causados pelo excesso de exposição à luz solar.

No Canadá, durante o período de 1970 a 1986, a incidência de melanomas cresceu até alarmantes 6% ao ano entre os homens e 4% ao ano entre as mulheres. A Austrália tinha a maior taxa de melanoma no mundo. No caso dos homens, a taxa duplicou entre 1980 e 1987 e, entre as mulheres, ela aumentou mais de 50%. Estima-se agora que até a idade de 75 anos, dois em cada três australianos serão tratados por causa de alguma forma de câncer de pele. Estudos recentes demonstram, surpreendentemente, que agora há mais mortes por melanoma no Reino Unido do que na Austrália. No Reino Unido há 9.500 novos casos de melanoma por ano, e 2.300 mortes.

Esses estudos são bem documentados e não há dúvida de que os tipos de câncer de pele estão cada vez mais comuns.

A questão mais premente é por que o sol de repente ficou tão cruel e tenta matar um grande número de pessoas depois de milhares de anos de inocuidade?

Que revolução aconteceu no comportamento do sol? Por que a luz UV de repente se tornou um tabu?

Antes de começarmos a analisar essa hostilidade recém-descoberta, devemos lembrar que o efeito do sol sobre a pele humana é influenciado por três diferentes fatores:

1. O sol que é a fonte de radiação UV.
2. A Terra e sua atmosfera pela qual viajam (ou são obstruídas) as ondas UV.
3. O ser humano, cuja pele recebe a radiação.

É verdade que a nossa pele é vulnerável ao dano na forma de bronzeados e queimaduras. Mas para sermos capazes de fazer a conexão entre a destruição da pele e a extensão do câncer e da radiação, devemos estudar bem cada um dos três fatores que controlam a exposição à radiação.

Portanto, a ocorrência do câncer de pele poderia ser atribuída a uma mudança no comportamento do sol, da atmosfera ou de nós mesmos, seres humanos.

Não há um aumento notável conhecido na quantidade de radiação UV saindo do sol. Não é o sol que, de repente, se tornou maligno e prejudicial aos seres humanos.

Se não foi o sol que sofreu uma transformação grave recentemente, deve ser alguma mudança na atmosfera da Terra ou no nosso comportamento que altera nossa suscetibilidade à radiação solar.

A comunidade médica há muito tempo sugere que a alteração perigosa está na atmosfera terrestre, no ozônio, para ser mais preciso. Os médicos apontaram os dedos para a mudança no meio ambiente e não para o ser humano. Eles estão convencidos de que a luz ultravioleta é a principal causa de câncer de pele. Essa teoria baseia-se na suposição de que o estreitamento da camada protetora de ozônio permite que um excesso do UV germicida penetre na superfície da Terra, causando todo tipo de destruição, incluindo o dano à nossa pele e às células dos olhos.

A teoria, no entanto, tem grandes falhas e nenhum amparo científico. Ao contrário da crença popular, não há evidência de que a redução na camada de ozônio, como observado nos polos, tenha causado qualquer aumento na incidência de melanoma.

Na realidade, a frequência germicida do UV é destruída ou filtrada em grande parte pela camada do ozônio na estratosfera terrestre, de modo que apenas uma pequena quantidade – necessária para purificar o ar que respiramos e a água que bebemos – consegue, de fato, atingir a superfície terrestre.

Vamos explorar mais a alegação infundada de que a "redução da camada de ozônio leva ao câncer de pele". Foram apresentadas várias teorias ligando a redução do ozônio à epidemia de câncer de pele. Muitas delas giram em torno do mesmo modelo básico que diz:

1. Os CFCs[3] liberados na atmosfera, por um período, infiltram-se na estratosfera e liberam cloro ativo. Esse cloro destrói o ozônio reduzindo, por catálise, as concentrações de ozônio.

3. Os CFCs são clorofluorcarbonetos – os compostos sintéticos de carbono, hidrogênio, cloro e flúor. Esses compostos são usados como refrigeradores e propulsores aerossóis.

2. Uma camada de ozônio rarefeita leva a um aumento da incidência da radiação UV solar na superfície terrestre.
3. A exposição a mais radiação UV solar resulta em uma incidência maior de câncer de pele.

Elas não passam de suposições que não foram validadas com precisão e podem ser errôneas.

Para começo de conversa, ainda não foi provado conclusivamente que os CFCs sejam redução da camada de ozônio. É um tópico de grande debate.

Enquanto um grupo de pesquisadores está convencido do papel integral que os CFCs têm na rarefação do ozônio, o outro argumenta que a liberação de CFC tem um efeito insignificante na camada de ozônio. Este grupo acredita que as fontes naturais de cloro ativo superam com facilidade qualquer contribuição dos CFCs, visto que vulcões e oceanos descarregam 10 mil vezes mais cloro na atmosfera na forma de HCl (cloreto de hidrogênio) e névoa salina. O grupo oposto desconsidera essa explicação, e sugere que quase todo esse cloro se dissolve em gotículas de água que nunca atingem a estratosfera e logo caem como chuva. Os CFCs, por serem menos solúveis, atingem a estratosfera mais rápido.

Esses dois argumentos têm suas próprias falhas. Estudos em diferentes ocasiões no passado corroboraram as duas opiniões. Antigas observações de aviões, feitas pelos cientistas da NCAR, Mankin e Coffey, demonstraram uma tendência de aumento de HCl causado por CFCs, levando à formação de cloro ativo e à destruição do ozônio. Por outro lado, o cientista belga R. Zander publicou seus resultados em 1987, não demonstrando uma tendência de aumento no HCl. A explicação aparente foi que fontes naturais de cloro são predominantes na estratosfera. Em 1991, quando o pesquisador da Nasa, Curtis Rinsland, e seus colegas descobriram uma tendência crescente para o HCl de 5% ao ano, concluíram que tanto as fontes naturais como as artificiais contribuem.

Embora em laboratórios tenha se demonstrado que o cloro destrói o ozônio sem dificuldade, isso não acontece sem esforço na camada de ozônio na estratosfera.

O cloro ativo sozinho pode danificar o ozônio. Mas, em geral, esse cloro existe na forma combinada como HCl. Por isso, o ozônio não está sujeito ao ataque implacável de uma dose perturbadoramente alta desse cloro danoso.

Qual é a relação entre a radiação UV e a redução do ozônio? Uma camada de ozônio mais fina corresponde a um aumento na radiação solar UV atingindo a superfície da Terra?

E isso importa?

Antes de qualquer coisa, precisamos saber se o ozônio realmente está diminuindo ou não, antes de começarmos a fazer alegações sobre os riscos de sua redução.

Infelizmente, há certas limitações em se tratando de medir concentrações de ozônio.

Estudos realizados pelos pesquisadores belgas Dirk de Muer e H. de Backer, por exemplo, demonstram que o dióxido de enxofre, um poluente comum, pode interferir nas medições de ozônio. Isso acontece porque os dois gases absorvem a radiação UVB de forma semelhante. Como resultado, variações no dióxido de enxofre atmosférico podem ser interpretadas erroneamente como mudanças no ozônio. Portanto, a tendência decrescente do dióxido de enxofre desde os anos de 1960, em resposta ao controle da poluição nos Estados Unidos e na Europa Ocidental, simula uma tendência de ozônio "fictícia".

O buraco de ozônio na camada antártica, que é o estreitamento temporário de uma parte da camada de ozônio durante a primavera antártica em outubro, é um fenômeno genuíno. É uma fase transitória que ocorre todos os anos. No entanto, não serve como uma indicação definitiva de uma redução mundial no ozônio.

Um estudo de Punta Arenas, a maior cidade sul-americana perto do buraco de ozônio antártico, não demonstrou aumento nos problemas de saúde relativos ao ozônio reduzido. Na verdade, as medições de UV foram pequenas demais para ter algum efeito perceptível.

As variações de ozônio têm um efeito insignificante sobre a intensidade da radiação UVB, comparadas com as variações geográficas na Terra. O UVB aumenta naturalmente em cerca de 5.000% entre o polo e o equador, em grande parte por causa da mudança no ângulo médio do sol. Portanto, um aumento de 10% nas latitudes médias traduz-se em ter viajado apenas 96 quilômetros na direção do equador. Dito isso, não há motivo para o homem no equador se preocupar com a saúde da sua pele. A maior intensidade de UV no equador não o torna mais vulnerável ou com um maior risco de adquirir câncer de pele. Na verdade, a incidência de câncer de pele é muito menor no equador do que nas direções dos polos.

O objetivo por trás da maioria das tentativas de medição do ozônio é monitorar as radiações UVB. Pesquisadores trabalharam por muito tempo para provar que a radiação UVB na superfície da Terra está aumentando, para conseguirem corroborar sua alegação de redução do ozônio global. Porém, eles não conseguiram reunir evidências para provar a teoria.

No passado, estudos continuaram conflitando com a suposição até uma publicação aparecer em novembro de 1993. Registrou-se um aumento surpreendente na radiação UVB durante o período de 1989 a 1993 sobre Toronto, Canadá. O novo estudo parecia finalmente oferecer um pequeno quociente de autenticidade à grande teoria da redução do ozônio. Mas depois de uma investigação completa, descobriu-se que a conclusão do estudo era errônea. Os pesquisadores interpretaram errado, sem se dar conta, o aumento efêmero na radiação UVB, que, na verdade, foi causado por um grave transtorno climático – a "tempestade do século" – que atingiu o nordeste da América do Norte em março de 1993.

Embora as pessoas sejam constantemente levadas a acreditar que a quantidade de radiação UV aumente de modo reiterado ao redor do mundo, estudos sugerem o contrário.

Medidas reais tiradas nos Estados Unidos desde 1974 demonstram que a quantidade de radiação UV atingindo a superfície da Terra está diminuindo e continua a diminuir um pouco por ano. Essa pesquisa foi conduzida originalmente com a intenção de detectar a frequência da radiação UV que de fato provoca queimadura solar.

A radiação UV teve uma redução média de 0,7% ao ano, no período de 1974 a 1985, e continuou a cair depois.

O fato de o número de casos de câncer de pele nos Estados Unidos duplicar nesse período de 11 anos contradiz completamente a teoria de que o aumento da radiação UV, depois da redução do ozônio, seja o motivo por trás da epidemia de câncer de pele.

Apesar das muitas discrepâncias na teoria que sugere que a redução de ozônio aumenta as chances de câncer de pele, ainda assim as pessoas entraram em pânico.

O frenesi acabou levando à Convenção de Viena de 1985, que estabeleceu o contexto para as restrições internacionais à produção de substâncias redutoras do ozônio.

Slaper *e colaboradores* começaram a avaliar o efeito que tais restrições teriam nas taxas de câncer de pele. Eles conduziram estudos sob três diferentes circunstâncias.

Na primeira, não houve restrições à produção de substâncias nocivas. A segunda envolveu a restrição em 50% da produção de cinco agentes redutores de ozônio conhecidos e, na terceira, houve a interrupção total da produção de 21 substâncias químicas.

Os estudos foram conduzidos presumindo-se que as restrições seriam observadas globalmente e que não haveria uma mudança radical no comportamento humano no que tange à exposição ao sol. Baseada nessas suposições, a inferência, em cada um dos três cenários foi a seguinte:

- Sem restrições, a incidência de câncer de pele quadriplicaria até o ano 2100.
- Restrições como as observadas no segundo cenário permitiriam "apenas" uma duplicação na incidência de câncer de pele no ano 2100.
- No terceiro cenário, a ocorrência de câncer aumentaria apenas 10% nos próximos 60 anos.

No entanto, a validade dessas previsões assustadoras era contestável.

A pesquisa foi realizada com a hipótese de várias taxas de redução de ozônio em cada um dos três cenários, pelos quais eles tentaram estimar os níveis de radiação UV atingindo a Terra nos próximos cem anos. Mas se pode questionar o valor de todo o exercício, visto que os detectores UV posicionados em solo nem concorrem com os detectores em satélites.

Além disso, em sua pesquisa, eles supõem uma relação dose-resposta entre a radiação UV e o câncer de pele. Parecia lógico fazer isso, o único empecilho era que os estudos se basearam em uma relação dose-resposta entre UV e câncer de pele em CAMUNDONGOS!

A redução de ozônio pode não causar nenhuma alteração na incidência do melanoma maligno – a mais perturbadora forma de câncer de pele. Isso pode ser verificado pelo experimento conduzido pelo Dr. Richard B. Setlow e colaboradores no Brookhaven National Laboratory [Laboratório Nacional Brookhaven], em Long Island, Nova York.

A pesquisa foi feita em peixes híbridos criados particularmente, que eram muito sensíveis à indução de melanoma. Esses peixes dividiam-se em grupos, sendo expostos às radiações UVA e UVB individualmente. Inferiu-se que de 90 a 95% da indução de melanoma foi causada pela radiação UVA. Como a radiação UVA não é afetada nem absorvida pelo ozônio, a teoria da redução não pode de uma forma lógica estar relacionada a melanomas malignos. O UVA passa direto pelo ozônio como se ele nem existisse. Mesmo se todo o ozônio na atmosfera desaparecesse, a quantidade de UVA permaneceria constante. Se os melanomas malignos são provocados pelo excesso de radiação UVA, a redução de ozônio não pode ser considerada responsável de jeito nenhum.

Outro ponto a ser levado em consideração é que os melanomas são mais comuns em pessoas cujo trabalho as mantém em um ambiente fechado na maior parte do dia. Uma observação como essa contesta a validade da declaração de que a luz UV elevada é igual ao aumento da incidência de melanoma. Outra inconsistência total está no fato de que essas lesões cancerosas costumam aparecer em áreas da pele que normalmente não são expostas ao sol, como o olho, o reto, a vulva, a vagina, a boca, o trato respiratório, o trato gastrointestinal e a bexiga.

O número de cânceres de pele malignos (melanomas) descobertos em 1980 nos Estados Unidos foi de 8 mil e, oito anos depois, aumentou em 350% para 28 mil. Em 1930, a expectativa de desenvolver melanoma era muito baixa: uma em 1.300 pessoas. Desde 2003, de 45 a 50 mil novos casos são diagnosticados todos os anos nos Estados Unidos.

Em geral, desde o início do novo milênio, um milhão de americanos por ano são diagnosticados com alguma forma de câncer de pele.

Há milhões sofrendo agora, e todos foram levados a acreditar que o ozônio rarefeito tornou a luz solar perigosa. Isso levou as pessoas a crer que o sol é o principal culpado por suas doenças de pele. Essa é uma concepção errônea triste, infeliz e até prejudicial.

Uma vez que radiação UV está, na verdade, diminuindo a cada ano e os cânceres de pele eram raríssimos há cem anos, quando a intensidade de UV era bem maior e as pessoas passavam muito mais tempo ao ar livre, que outro fator poderia ser considerado responsável por causar câncer de pele?

Se não foi o sol e nem a Terra que se tornaram hostis à vida, o único outro fator precipitante deve estar em uma mudança no comportamento do homem.

Que mudança poderia ser essa?

Sabemos que não é uma mudança fisiológica ou anatômica. Então, deve ser uma mudança em nosso comportamento, nossas ações.

Como mencionado, nossa pele é suscetível ao dano pela luz solar. Mas o dano à pele ocorre apenas com uma superexposição à luz do sol. Há um limite tolerável de luz solar forte para nossa pele. Além desse limite, nosso organismo pede para parar. Aparecem os sinais óbvios de queimadura solar. Se obedecermos a esses sinais e buscarmos abrigo, eliminaremos as chances de dano à pele de uma forma natural e instintiva. É somente ao ignorarmos e suprimirmos esses sinais que sujeitamos nossa pele ao dano da superexposição.

Alguns ignoram conscientemente os sinais evidentes de queimadura solar por causa de certas obrigações. Um exemplo apropriado seria o de um fazendeiro trabalhando na roça ou um atleta passando longas horas na pista de atletismo.

Mas outros escolhem suprimir as indicações inatas de dano à pele pela superexposição ao sol com o uso de certos tratamentos. Um exemplo adequado é o de um turista na praia, tomando banho de sol depois de aplicar uma quantidade arbitrária de filtro solar. Há uma probabilidade de esse homem não estar ciente de que o filtro solar é supressivo por natureza.

Vejamos os dois exemplos: o do fazendeiro que ignora e o do turista que suprime a resposta normal do corpo à superexposição. Ambos podem ser superexpostos à luz solar na mesma medida. No entanto, o turista que suprime sua reação natural corre um risco maior de doença. Isso acontece porque ele está desarranjando sua fisiologia e não permitindo que seu corpo funcione como ele normalmente faria. Ele está criando uma condição artificial para si ao aplicar o filtro solar que seu próprio corpo não criou nem consegue reconhecer.

Nascemos com um filtro solar natural na forma do pigmento melanina. Qualquer interferência adicional pelo uso de bloqueadores solares artificiais desestabiliza totalmente o mecanismo natural do organismo de lidar com a superexposição à luz solar. A supressão transmite sinais errados ao organismo, que então não consegue compreender e reage com anormalidade.

Nossos antepassados nunca aplicaram filtro solar. O que estou tentando reiterar é que nem o sol nem a Terra são os responsáveis por promover a ocorrência do câncer de pele. É o estilo de vida inconstante do homem, seu desejo de encontrar substitutos artificiais que o privam na verdade de levar uma vida normal saudável e natural.

Capítulo 4

Quanto Mais UV, Menos Câncer

Estabelecemos agora, com a comprovação de estudos, que a luz UV que atinge a Terra não está aumentando de fato. No entanto, como uma grande porcentagem da população mundial foi mal orientada a acreditar no contrário, desenvolvamos qual deveria ser o efeito real de um aumento hipotético na radiação UV passando por nosso ozônio.

Suponhamos que a penetração UV na superfície da Terra aumente 1% ao ano (o que não é o caso).

Mesmo aumentos insignificantes como esse ainda seriam centenas, se não milhares, de vezes menores do que as variações normais que as pessoas sentiriam apenas por causa de diferenças na geografia.

Digamos que você vá de um país perto de uma das regiões polares, como Islândia ou Finlândia, para outro na linha do equador, como Quênia ou Uganda, na África Oriental. Quando você chega à linha do equador, terá aumentado sua exposição à luz UV em estarrecedores 5.000%!

Se você mora na Inglaterra e decide se mudar para o norte da Austrália, aumentará sua exposição em 600%! Cálculos demonstram que para cada nove quilômetros que você se aproxima do equador, sua exposição à luz UV aumenta 1%.

Há mais luz solar e, consequentemente, mais UV na linha do equador porque a Terra é um globo, e o ângulo pelo qual os raios solares incidem em sua superfície em lugares diversos é diferente.

O ângulo pelo qual a luz solar incide no equador é quase perpendicular à superfície da Terra. Porém, à medida que nos afastamos do equador, vemos que os raios solares incidem na superfície em um ângulo oblíquo por causa da forma esférica da Terra. O ângulo oblíquo aumenta gradativamente conforme nos aproximamos dos polos.

Como resultado, a luz solar nos polos é muito mais rara do que no equador. Em suma, o UV nos polos é muito menor do que no equador.

Hoje em dia, milhões de pessoas ao redor do mundo viajam de locais de baixa exposição UV para áreas de maior exposição perto do equador – a trabalho ou por lazer. Um dia em algum lugar na Noruega e no dia seguinte em Nairóbi. Milhares de turistas viajam para áreas localizadas em altitudes muito maiores do que onde vivem.

A cada 30 metros de elevação há um aumento significativo na radiação UV.

No entanto, isso não impede as pessoas de escalar montanhas ou viver em países como a Suíça ou nas altitudes elevadas das montanhas do Himalaia. As pessoas viajam de todo lugar do mundo para esses locais apenas pela melhor experiência da vida.

De acordo com a teoria UV/câncer, a maioria dos moradores quenianos, tibetanos ou suíços sofreria de câncer de pele hoje. Mas esse não é o caso. O fato é que aqueles que residem em altas altitudes ou perto do equador, onde a radiação UV está mais concentrada, são praticamente livres de todos os cânceres, não apenas de pele!

Isso demonstra que a radiação UV não provoca o câncer; na verdade, pode até preveni-lo. É uma radiação ultravioleta, não "ultraviolenta".

O corpo humano tem uma habilidade única de se acostumar a todos os tipos de variações no ambiente. Em outras palavras, os seres humanos são capazes de "adaptação". É o processo pelo qual um organismo se torna mais bem adaptado ao seu *habitat*. É uma característica vital à sobrevivência do organismo.

Que os seres humanos são expoentes fenomenais da adaptação bem-sucedida fica óbvio pelo simples fato de que enquanto assentamentos humanos sobrevivem no Saara, os esquimós sobrevivem em seus iglus, apesar do contraste absoluto no ambiente. Embora os seres humanos tenham sido classificados em geral sob cinco diferentes raças, baseadas em suas posições geográficas, todas elas podem se cruzar: nós ainda fazemos parte da mesma espécie.

É nossa adaptabilidade que nos tornou a espécie mais bem-sucedida e dominante do planeta. Nossos corpos exibem vários tipos de adaptações a variações de temperaturas, pressões, umidade, luz solar, etc. Os seres humanos, por exemplo, exibem adaptações térmicas bem características, isto é, variações estruturais ou fisiológicas no corpo, dependendo de ambientes quentes/frios.

O frio extremo favorece pessoas baixas e rechonchudas com braços e pernas curtos, rostos achatados com bolsas de gordura sobre os seios da face, narizes estreitos e uma camada de gordura corporal maior do que a média. Essas adaptações propiciam uma superfície menor em relação à massa corporal para a perda mínima de calor no corpo e nas extremidades (o que possibilita uma habilidade manual durante a exposição ao frio e protege contra ulcerações pelo frio), e proteção dos pulmões e base do cérebro contra o ar frio nas passagens nasais.

O frio moderado favorece o indivíduo alto e forte com gordura corporal moderada e um nariz estreito, por motivos semelhantes.

O frio "noturno" – em geral, parte de um ambiente desértico, onde os habitantes devem ser capazes de suportar condições de calor e secura durante o dia, bem como frio à noite, favorece uma atividade metabólica intensa para aquecer o corpo durante o sono.

Em climas quentes o problema não é manter o calor corporal, mas dissipá-lo. Em geral, o corpo se livra do excesso de calor com o suor.

Em condições de calor úmido, no entanto, a umidade do ar no ambiente impede a evaporação da transpiração até certo ponto, resultando em superaquecimento. Por isso, a pessoa adaptada ao calor em climas úmidos é caracteristicamente alta e magra, para que tenha o máximo de superfície para a radiação do calor. Tem pouca gordura corporal; muitas vezes tem um nariz largo, visto que o aquecimento do ar nas passagens nasais não é desejável; e, no geral, pele escura, o que a protege do excesso de radiação solar e pode servir para diminuir seu limiar de suor.

A pessoa adaptada ao deserto pode suar livremente, mas deve lidar com a perda de água envolvida; portanto, ela costuma ser magra, mas não alta. Essa adaptação reduz ao mínimo tanto a necessidade de água quanto sua perda. A pigmentação da pele é moderada, visto que a pigmentação extrema serve como uma boa proteção do sol, mas permite a absorção do calor, que deve ser perdido pelo suor. A adaptação ao frio noturno também é comum em pessoas adaptadas ao deserto.

O corpo é equipado com mecanismos autorreguladores, perfeitos que o protegem contra os danos do rigor de certos elementos naturais.

A superexposição à natação no mar ou em um lago pode levar a um extenso inchaço na pele, calafrios e problemas circulatórios. Nosso corpo nos avisará quando é hora de sair da água.

Ao nos aproximarmos demais do fogo nos aqueceremos e isso nos encorajará a nos afastarmos dele.

A água da chuva é natural, mas ficar de pé na chuva por tempo demais pode drenar nosso sistema imunológico e nos tornar suscetíveis a pegar um resfriado.

Comer sustenta nossas vidas, mas comer demais pode levar à obesidade, a doenças cardíacas e ao câncer.

Dormir "recarrega nossas baterias" e revigora corpo e mente, mas em excesso nos torna preguiçosos, deprimidos e doentes.

Da mesma forma, a luz solar tem propriedades curativas, a menos que a usemos para queimar nossa pele. Por que qualquer um desses elementos ou processos naturais poderia nos causar mal, a menos que abusássemos deles?

Não faria mais sentido dizer que uma preferência por coisas artificiais, como *junk food*, estimulantes, álcool, drogas, intervenção médica (a menos que seja em uma emergência), bem como poluição, sono e hábitos alimentares irregulares, estresse, excesso de ganância por dinheiro e poder e a falta de contato com a natureza, é mais provável de causar doenças como câncer de pele e cataratas do que os fenômenos naturais que têm crescimento e evolução contínuos garantidos no planeta em todas as eras?

É ilógico dizer que as mesmas forças que preservaram a vida e propiciaram sua propagação são aquelas que ameaçam nossas vidas hoje.

É muito encorajador ver que novos tratamentos usando luz são cada vez mais reconhecidos como métodos inovadores para tratar o câncer e muitas outras doenças. O FDA aprovou recentemente a "fototerapia" para combater o câncer esofágico avançado e o câncer de pulmão em estágio inicial - com menos riscos do que aqueles que usam cirurgia e quimioterapia. Embora se soubesse há mais de cem anos que a luz pode matar células doentes, foi apenas depois de um número de estudos convincentes ser conduzido que houve um repentino ressurgimento de interesse na fototerapia.

Há um sucesso promissor com câncer na bexiga, a endometriose causadora de infertilidade, os cânceres de pulmão e esôfago em estágio avançado, câncer de pele, além de doenças que levam à cegueira, à psoríase e a doenças autoimunes.

Há um novo estudo que recomenda a luz UVB para proteger o organismo de um total de 16 tipos de câncer, principalmente os epiteliais dos sistemas digestório e reprodutivo.

Seis tipos de câncer (mama, cólon, endométrio, esôfago, ovário, e linfoma não Hodgkin) estavam inversamente relacionados à radiação solar UVB e à residência rural em combinação. Esse resultado sugere claramente que viver em um ambiente urbano está associado à reduzida exposição aos raios UVB, se comparado a viver em um ambiente rural.

Outros dez tipos de câncer, incluindo bexiga, vesícula biliar, gástrico, pancreático, de próstata, retal e renal, estavam inversamente relacionados com UVB, mas não com a residência urbana. Dez tipos de câncer estavam significativamente associados ao fumo, seis tipos ao álcool e sete tipos à hereditariedade hispânica. A condição de pobreza estava inversamente relacionada a sete tipos de câncer.

Cientistas da Universidade de Newcastle desenvolveram uma tecnologia de combate ao câncer que usa a luz UV para ativar os anticorpos que atacam especificamente os tumores. Eles desenvolveram um procedimento para disfarçar os anticorpos que, então, são ativados com a luz UVA e, assim, podem ser direcionados a uma área específica do corpo apenas iluminando a parte relevante com uma sonda. Esse procedimento aumenta ao máximo a destruição do tumor enquanto diminui o dano ao tecido saudável.

Os pesquisadores da Universidade de Newcastle demonstraram em um primeiro artigo o procedimento de revestir a superfície de uma proteína, como um anticorpo, com um óleo orgânico que seja fotoclivável, em um processo chamado de "disfarce". Isso impede que o anticorpo reaja no organismo, a não ser se for iluminado. Quando a luz UVA é direcionada para o anticorpo disfarçado, ele é ativado. O anticorpo ativado se liga às células T, o sistema de defesa do organismo, fazendo as células T mirarem no tecido adjacente.

Quando os anticorpos disfarçados são ativados pela luz perto de um tumor, este é morto. Esse trabalho significa que os anticorpos podem ser direcionados para matar tumores cancerígenos com muito mais especificidade, resultando em menos efeitos colaterais.

Esses anticorpos disfarçados podem ser usados sozinhos ou junto aos muitos anticorpos já produzidos contra uma grande variedade de cânceres como complexos biespecíficos. Esses complexos são compostos de dois anticorpos, um unido a um marcador tumoral e o outro a uma célula T. A extremidade de ligação da célula T permanece inativa até ser reativada com a luz. Isso significa que quando o anticorpo biespecífico se liga a tecidos saudáveis longe da luz, não consegue ativar as células T, resultando em bem menos efeitos colaterais.

Um estudo das taxas da doença em mais de cem países, publicado na revista médica *Journal of Epidemiology and Community Health*, sugere que a falta de luz solar pode aumentar o risco de câncer de pulmão.

Os pesquisadores analisaram a associação entre latitude, exposição à luz ultravioleta B (UVB) e taxas de câncer de pulmão, de acordo com a idade, em 111 países de vários continentes.

Eles consideraram a principal causa do câncer de pulmão a quantidade de cobertura de nuvens, bem como o uso de aerossóis, ambos absorvendo a luz UVB, além do fumo. Foram usadas bases de dados internacionais, incluindo aquelas da Organização Mundial da Saúde, e estatísticas de saúde nacional.

O fumo estava mais associado com as taxas de câncer de pulmão, respondendo por entre 75% e 85% dos casos.

No entanto, a exposição à luz solar, principalmente à UVB, a principal fonte de vitamina D para o organismo, também parecia ter um impacto.

A quantidade de luz UVB aumenta com a proximidade do equador, como já foi explicado neste capítulo. A análise demonstrou que as taxas de câncer de pulmão eram maiores naqueles países mais distantes do equador e menores nos mais próximos.

Uma maior cobertura de nuvens e níveis de aerossóis conduzidos pelo ar também estavam associados com taxas mais elevadas da doença.

Em homens, a prevalência do fumo estava associada com taxas mais elevadas de câncer de pulmão, enquanto a maior exposição à luz UVB estava relacionada a taxas mais baixas.

Entre mulheres, o fumo, a cobertura total de nuvens e os aerossóis conduzidos pelo ar estavam associados com taxas mais elevadas de câncer de pulmão, enquanto a maior exposição à luz UVB estava relacionada a taxas mais baixas.

Em um estudo, a fototerapia eliminou 79% de cânceres de pulmão em estágio inicial.

Um estudo semelhante foi conduzido para determinar uma relação entre a exposição UV e a ocorrência de esclerose múltipla.

Há uma variação considerável na ocorrência de esclerose múltipla (EM) ao redor do mundo atribuída a fatores ambientais, como a exposição a vírus ou a fatores genéticos. Uma constante, no entanto, é que as taxas de prevalência são maiores nos locais mais próximos aos polos, se comparados a locais mais próximos ao equador. Nos Estados Unidos, por exemplo, a prevalência é aproximadamente duas vezes maior em Dakota do Norte do que na Flórida.

Em um estudo exploratório recém-publicado, descobriu-se que a EM reduziu com a exposição à luz solar. Dependendo do grau de exposição à luz solar, o risco de morte por essa doença reduziu em um total de 76%.

A exposição regular à luz solar ainda parece ser uma das melhores medidas a serem tomadas para prevenir o câncer, inclusive de pele.

Capítulo 5

Agora até Médicos e Cientistas Dizem: "Não é Verdade!"

Assim como eu, sempre houve alguns profissionais da saúde que não compravam a teoria de que o sol causa doenças mortais. Aquece meu coração ouvir que agora até algumas das maiores autoridades no campo estão defendendo a verdade, apesar das críticas intensas de seus colegas.

Profissionais de saúde estão desafiando o poderio dos supostos "médicos" mal orientados e inconvenientes que, vergonhosamente, acusam o sol de ser a raiz de muitos males e doenças (provocados pelo homem). Os médicos agora dizem abertamente que chegou a hora de nos permitirmos o benefício de aceitar a luz do sol e não a evitar.

Em um artigo publicado no *New York Times* em agosto de 2004, um dermatologista renomado, o Dr. Bernard Ackerman (recente ganhador do prestigioso Master Award [Prêmio de Mestre] anual da Academia Americana de Dermatologia), questionou publicamente a hipótese em geral aceita sobre a conexão entre luz solar e melanoma.

Ackerman criticou por muito tempo o argumento de que a exposição ao sol deveria ser evitada, afirmando que o risco de rugas ou carcinoma de células escamosas por causa da exposição ao sol precisa ser colocado na balança contra as vantagens da exposição à radiação ultravioleta.

De acordo com o Dr. Ackerman, que em 1999 fundou o maior centro para treinamento em dermatopatologia do mundo, não há nenhuma prova de que a exposição solar cause melanoma.

Para provar seus argumentos, ele cita um artigo publicado recentemente em *Archives of Dermatology* [Arquivos de Dermatologia], concluindo que não existe evidência sustentando a noção de que o filtro solar previna o melanoma, uma afirmação feita falsamente por décadas pela multimilionária indústria de protetores solares e aqueles na Medicina convencional.

O uso de protetores solares popularizou-se na década de 1960. Era uma pretensa maravilha médica em uma garrafa – o salvador do câncer de pele. As inúmeras e infinitas campanhas de publicidade quase deram ao protetor um lugar (junto a alimento, água, abrigo e roupas) na lista das necessidades mais básicas para a vida. As pessoas foram levadas a acreditar que o protetor solar é tão vital quanto o oxigênio que respiramos.

Infelizmente, o público em geral não parece se perturbar pelo fato de a mídia continuar a mostrar estatísticas alarmantes de taxas crescentes de câncer de pele, apesar da popularidade e do emprego difundido do protetor solar. Em vez de questionar a eficácia do bloqueador solar sensacional, a notícia do aumento da incidência de câncer de pele parece fazer as pessoas o usarem mais ou, no máximo, uma marca diferente.

Entre pesquisadores e profissionais, no entanto, as taxas cada vez mais elevadas de câncer de pele estão sendo reconhecidas de fato, mas qual ação está sendo tomada na direção é contestável.

Os defensores do protetor solar acreditam que as pessoas ficam no sol tempo demais sem reaplicar, e, assim, elas aumentam, sem saber, o risco de pegar câncer de pele. Outros apontam que muitas pessoas não aplicam o protetor em áreas escondidas, como atrás das orelhas, aumentando assim o risco de câncer com o aumento da exposição.

Há aqueles poucos que afirmam que nunca foi provado que o protetor previne o câncer de pele e apontam para a falta de estudos controlados.

Embora a exposição ao sol seja considerada o agente nocivo causador do melanoma, observou-se que o melanoma ocorre em áreas onde o protetor é mais usado, e que as taxas de melanoma são mais elevadas entre aqueles que evitam o sol e trabalham em ambientes urbanos fechados.

Em agosto de 1982, um artigo foi publicado na prestigiosa revista médica britânica, *The Lancet*, sob o título "Malignant Melanoma and Exposure to Fluorescent Lighting at Work" ["Melanoma Maligno e a Exposição à Luz Fluorescente no Trabalho"]. Os autores desse estudo foram os primeiros a examinar a possível relação entre luzes fluorescentes em ambientes fechados e a taxa crescente de melanoma. Levando em consideração fatores como cor de cabelo, tipo de pele e o histórico de exposição ao sol, descobriu-se que trabalhar sob luzes fluorescentes dobrava o risco de melanoma nos sujeitos da pesquisa.

Na Austrália e na Inglaterra, as pessoas que trabalhavam em ambientes fechados foram aquelas que sofreram mais com melanomas do que quem trabalhava ao ar livre. Comparou-se a quantidade de UVB emitida por essas luzes, a distância delas, como a luz estava encapsulada, além do comprimento de onda das luzes fluorescentes em relação ao sol. Além disso, levou-se em conta o uso de contraceptivos orais por mulheres. Seus achados revelaram que a maioria dos melanomas ocorria em áreas do corpo menos expostas à luz, como tronco e membros (principalmente o tronco em homens e mulheres). Eles suspeitaram de que a pele bronzeada com a exposição regular ao sol, na verdade, protege a pele, pois as pessoas que recebiam mais luz solar eram menos vulneráveis aos efeitos deletérios das luzes fluorescentes.

O Dr. Ackerman não parou em expor a decepção das massas por décadas. Também lançou dúvidas sobre o aumento na incidência de casos de melanoma que os médicos mais tradicionais insistem que está acontecendo. Ele descobriu que uma expansão da definição diagnóstica de "melanoma" abarca uma lista de sintomas muito mais amplos a ser classificados como doença mortal se comparados com apenas 30 anos atrás.

O melanoma "atingiu" proporções epidêmicas, em grande parte, por manipulações estatísticas. Em outras palavras, se a mesma definição diagnóstica aplicada há 30 anos fosse aplicada hoje, os melanomas teriam tido um crescimento apenas insignificante.

Na verdade, em um de seus artigos, publicado nos *Archives of Dermatology* [Arquivos de Dermatologia], em 2008, intitulado "An Inquiry Into the Nature of the Pigmented Lesion Above Franklin Delano Roosevelt's Left Eyebrow" ["Uma Investigação da Natureza da Lesão Pigmentada Acima da Sobrancelha Esquerda de Franklin Delano Roosevelt"], Ackerman argumentou que o fato de os médicos de Roosevelt não considerarem a possibilidade de um melanoma demonstra as falhas no conhecimento médico na época para diagnosticar tais lesões.

O Dr. Ackerman desafiou até os médicos convencionais a explicar por que quase todos os casos de melanoma entre certas raças (negros e asiáticos) ocorrem em áreas do corpo que quase nunca são expostas à luz solar – tais como as palmas das mãos, as solas dos pés e as mucosas.[4] Tanto médicos quanto pacientes não deveriam ter dúvidas quando, até mesmo entre rostos pálidos, os locais mais comuns para melanoma (pernas em mulheres, tronco em homens) têm uma exposição solar significativamente menor do que outras partes do corpo?

O Dr. Gordon Ainsleigh defende a exposição solar moderada regular, que ele acredita prevenir até 30 mil mortes por câncer nos Estados Unidos por ano. Um estudo publicado em *Cancer* (março de 2002: 94:1867-75) escora sua tese. Descobriu-se que as taxas de 13 tipos de câncer eram mais elevadas em New England, onde há

4. Embora o melanoma esteja crescendo entre populações de pele clara (que usam protetores) em todo o mundo, não houve um aumento correspondente entre populações nativas, de pele escura, que têm apenas de um décimo a um terço da incidência. O nível mais elevado de melanina da pele deles pode protegê-los, mas eles também costumam passar muito mais tempo ao ar livre em concentrações normalmente mais elevadas de luz UV.

uma falta de luz solar no inverno. As mortes pelos cânceres de reto, estômago, útero, bexiga, entre outros, eram quase o dobro do que as de pessoas do sudoeste dos Estados Unidos. Padrões alimentares também foram comparados e notou-se pouca diferença.

Concluindo, baseando-se nessas e em outras evidências, sua melhor chance de evitar o melanoma é se mudar para áreas com maior concentração UV, como as regiões montanhosas ou os trópicos equatoriais, e se tornar um nudista!

Como a luz solar estimula o sistema imunológico, você pode descobrir que uma mudança dessas também ajudaria em muitos outros problemas de saúde dos quais você pode sofrer. Naturalmente, todos esses dados levantam a questão: o que causa o câncer de pele na verdade? A resposta pode ser uma grande surpresa.

Capítulo 6

Câncer de Pele Causado pela Proteção Solar

O sol é completamente inofensivo, exceto quando expomos nossos corpos a ele por períodos muito longos, principalmente entre 10 horas da manhã e 3 horas da tarde (durante o verão). A superexposição à luz solar deixa a maioria das pessoas incomodada, sentindo muito calor e com queimaduras na pele. Para evitar queimaduras e encontrar alívio, o instinto natural do nosso corpo nos impele a buscar a sombra ou tomar um banho gelado.

Esse instinto é vital. Agindo de acordo com esse instinto, preservamos nossa saúde e protegemos nossos corpos do dano da superexposição ao sol.

Quando uma substância irritante entra na sua garganta (de forma consciente ou não), seu reflexo de tosse começa imediatamente, para que seu corpo possa expulsar a substância prejudicial indesejável. Imagine o que aconteceria se seu reflexo de tosse fosse contido de alguma forma. Seu corpo não conseguiria se proteger do agente estranho, que então desceria pelo trato respiratório, levando a complicações indesejáveis.

O reflexo de tosse é um mecanismo embutido e inato. Queimaduras e bronzeamento não são diferentes. Eles são o reflexo do corpo à superexposição indesejável à luz solar. Se forem suprimidos, o propósito se perde e o corpo fica suscetível ao dano grave pela superexposição.

É triste que o homem comum ouça: "O sol é perigoso! Proteja-se!", quando o que ele deveria ouvir (se é que deveria ouvir algo) é que o sol pode ser perigoso depois de uma superexposição e a única proteção necessária em um caso desses seria na forma de abrigo, sombra ou roupa, não a aplicação de algo na pele.

As fabricantes de protetores solares usam o risco do câncer de pele, de forma conveniente e antiética, como um pretexto para validar a "necessidade" de as pessoas usarem seus produtos. Elas criam uma histeria em massa dizendo que a luz solar é perigosa e as pessoas morrem de câncer de pele por causa dessa mesma luz solar.

Se os protetores solares são mesmo benéficos, então, deve-se perguntar como pode ter havido um aumento excepcional na incidência de melanoma em Queensland, onde as instituições médicas há muito tempo promovem com veemência o uso de protetores solares. Queensland agora tem mais incidências de melanoma *per capita* do que qualquer outro lugar. No mundo todo, aconteceu maior aumento de melanoma em países onde protetores solares químicos foram muito promovidos!

Os drs. Cedric e Frank Garland, da Universidade da Califórnia, são os principais opositores ao uso dos protetores solares químicos. Eles apontam que, embora os protetores protejam contra a queimadura solar, não há prova científica de que eles protejam contra melanoma ou carcinoma basocelular em seres humanos.

Os irmãos Garland acreditam piamente que o uso crescente de protetores solares químicos seja a principal causa da epidemia de câncer de pele. Eles enfatizam que pessoas usando protetor solar costumam ficar mais tempo no sol porque não ficam queimadas, desenvolvendo assim uma falsa sensação de segurança.

Os protetores bloqueiam os raios UV geralmente de duas formas: usando um filtro solar físico, como talco, óxido de titânio ou óxido de zinco, ou utilizando substâncias químicas, cujos ingredientes ativos incluem *metoxicinamato, ácido p-aminobenzoico, benzofenona,* e outros agentes que absorvem certas frequências UV causadoras de queimaduras solares enquanto deixam outras passarem.

Um dos mais antigos métodos experimentados e testados em filtro solar físico é usar o óxido de estanho como uma cobertura "refletora" para a pele. O óxido de estanho é muito usado em curativos adesivos e pode ser considerado relativamente seguro. Aplicado como um creme, é visível à luz do dia. Embora seja "seguro", há uma desvantagem, pois ele facilita a perda de umidade, assim como acontece com toda aplicação tópica. Ele deve ser evitado por pessoas com a pele seca por desidratar a pele.

Muitas pessoas se lembrarão da antiga loção, Calamina, como proteção solar e um agente calmante após o sol. Ela tem uma base de óxido de zinco. Possui a cor rosa, visível à luz do dia e sai com facilidade na água. É provável que essa loção e outras aplicações "reflexivas" sejam muito mais seguras do que suas colegas, as loções "absorventes" que contêm Paba e/ou oxibenzona ou benzofenona. Mas, apesar disso, aplicar esses bloqueadores solares reflexivos é um exercício inútil, se não nocivo.

Desviemos nossa atenção desses pequenos criminosos e falemos sobre os reais assassinos – a variedade absorvente de protetores solares.

Os protetores solares com ingredientes que absorvem UVR podem danificar o DNA quando iluminados.

Alguns ingredientes dos protetores solares geram radicais livres e espécies reativas de oxigênio quando expostos ao UVA, que podem aumentar a formação da carbonila na albumina e danificar o DNA. Também é um fato conhecido que alterações do DNA são necessárias para o câncer ocorrer.

Os radicais livres e as espécies reativas de oxigênio causam danos indiretos ao DNA nas células. Uma pesquisa indica que a absorção de três ingredientes de protetores solares na pele, combinada a uma exposição de 60 minutos ao UV, leva a um aumento dos radicais livres na pele se aplicados em quantidades bem pequenas e por raras vezes, algo que costuma acontecer.

O que são radicais livres e "espécies reativas de oxigênio"?

Espécies reativas de oxigênio (EROs) são íons ou moléculas muito pequenas que incluem íons de oxigênio, radicais livres e peróxidos, inorgânicos e orgânicos. Elas são muito reativas por causa da presença de elétrons ímpares na camada de valência. As espécies reativas de oxigênio são formadas como um derivado natural do metabolismo normal de oxigênio e têm uma função importante na sinalização celular. Porém, durante momentos de estresse ambiental (por exemplo, exposição aos raios UV ou ao calor), as espécies reativas de oxigênio podem aumentar drasticamente, resultando em um dano significativo nas estruturas celulares. Isso se acumula até uma situação conhecida como estresse oxidativo. Elas também são geradas por fontes exógenas, tais como a radiação ionizante - UV, por exemplo. Em geral, os efeitos danosos mais frequentes das espécies reativas de oxigênio na célula são:

- Dano indireto ao DNA;
- Oxidações de ácidos graxos poli-insaturados em lipídios (lipídio por oxidação);
- Oxidações de aminoácidos em proteínas;
- Enzimas específicas inativadas pela oxidação de cofatores.

O que é esse dano indireto ao DNA causado por radicais livres e EROs e por que é ruim? Vários tipos de danos podem ocorrer no DNA. A radiação UV pode causar dois tipos de danos ao DNA: direto e indireto.

O dano direto ao DNA pode ocorrer quando o DNA absorve diretamente os fótons UVB. A luz UVB leva a uma reação nos componentes moleculares do DNA, de tal forma que se desenvolve lá uma ruptura no filamento que as enzimas reprodutivas não conseguem copiar. Isso causa queimadura solar e provoca a produção de melanina.

Em virtude das excelentes propriedades fotoquímicas do DNA, essa molécula feita pela natureza é danificada apenas por uma minúscula fração dos fótons absorvidos. O DNA transforma mais do que 99,9% dos fótons em calor inofensivo. Mas o dano de < 0,1% dos fótons restantes ainda é o suficiente para causar queimadura.

A transformação da energia de ativação em calor inofensivo ocorre por meio de um processo fotoquímico chamado conversão interna. No DNA, essa conversão interna é extremamente rápida – e, portanto, eficiente. Essa conversão interna ultrarrápida é uma fotoproteção poderosíssima fornecida por nucleotídeos únicos.

O espectro de absorção do DNA exibe uma forte absorção para a radiação UVB e uma absorção muito mais baixa de radiação UVA. Como o espectro de ação da queimadura solar é idêntico ao espectro de absorção do DNA, é de consenso que os danos diretos ao DNA sejam a causa da queimadura. Enquanto o corpo humano reage aos danos diretos ao DNA com um sinal de alerta doloroso, o dano indireto ao DNA não gera nenhum sinal de alerta como esse, sendo responsável por 92% de todos os casos de melanoma.

A fotoproteção é um grupo de mecanismos desenvolvidos pela natureza para reduzir os danos que o corpo humano sofre quando exposto à radiação UV. A maioria desses danos ocorre na pele, mas o resto do corpo (principalmente os testículos) pode ser afetado pelo estresse oxidativo produzido pela luz UV.

A fotoproteção da pele humana é conquistada por uma conversão interna do DNA, das proteínas e da melanina extremamente eficiente. Como mencionado, a conversão interna é um processo fotoquímico que converte a energia do fóton de UV em pequenas quantidades de calor. Essa pequena quantidade de calor é inofensiva. Se a energia do fóton UV não fosse transformada em calor, então levaria à geração de radicais livres ou de outras espécies químicas reativas nocivas (por exemplo, o oxigênio singleto ou o radical hidroxila).

No DNA, esse mecanismo fotoprotetor evoluiu há quatro bilhões de anos na aurora da vida. O propósito desse eficientíssimo mecanismo fotoprotetor é prevenir os danos diretos e indiretos ao DNA. A conversão interna ultrarrápida do DNA reduz o tempo de vida do estado ativado do DNA para apenas alguns femtossegundos (10^{-15}s) – dessa forma, o DNA ativo não tem tempo suficiente para reagir com outras moléculas.

No caso da melanina, esse mecanismo se desenvolveu depois no curso da evolução. A melanina é uma substância fotoprotetora tão eficiente que dissipa mais de 99,9% da radiação UV absorvida como calor. Isso significa que menos de 0,1% das moléculas ativas de melanina passarão por reações químicas nocivas ou produzirão radicais livres.

A indústria cosmética afirma que o filtro UV age como uma "melanina artificial". Mas aquelas substâncias artificiais usadas nos protetores solares não dissipam com eficiência a energia do fóton de UV como calor. Em vez disso, essas substâncias têm um estado ativado muito duradouro.

Essa discrepância entre a melanina e os ingredientes do protetor solar é um dos motivos para o alto risco de melanoma, que pode ser encontrado em usuários de protetor solar, se comparados aos não usuários.

Um estudo de Hanson sugere que o protetor solar que penetra na pele, amplificando assim a quantidade de radicais livres e estresse oxidativo, é um dos motivos para o aumento da taxa de melanoma.

O dano direto ao DNA é reduzido pelo protetor solar. Isso previne queimaduras. Quando o protetor está na superfície da pele, ele filtra os raios UV, atenuando a intensidade. Mesmo quando as moléculas do protetor solar penetram na pele, elas protegem contra o dano direto ao DNA, porque a luz UV é absorvida pelo protetor e não pelo DNA.

Mas o que os protetores fazem a respeito do dano indireto ao DNA?

O dano indireto ao DNA ocorre quando um fóton de UV é absorvido na pele humana por um cromóforo que não consegue converter a energia em calor inofensivo muito rápido. As moléculas sem essa habilidade têm um estado ativado duradouro. Essa longa durabilidade leva a uma alta probabilidade para reações com outras moléculas – as chamadas reações biomoleculares. A melanina e o DNA têm tempos de vida curtíssimos no intervalo de alguns femtossegundos (10^{-15}s). O tempo de vida ativado dessas substâncias carregadas com UV, no entanto, é de mil a 1 milhão de vezes mais longo do que o tempo de vida da melanina, portanto, eles podem causar danos às células vivas que entrarem em contato com elas.

A molécula que originalmente absorve o fóton de UV é denominada "cromóforo". As reações bimoleculares podem ocorrer entre o cromóforo estimulado e o DNA, ou entre o cromóforo estimulado e outra espécie para produzir radicais livres e Espécies Reativas de

Oxigênio. Essas espécies químicas reativas podem atingir o DNA por difusão e a reação bimolecular danificará o DNA por estresse oxidativo. O importante é que o dano indireto ao DNA não resulta em nenhum sinal de alerta ou dor no corpo humano.

As mutações resultantes dos danos direto e indireto ao DNA são diferentes, e a análise genética dos melanomas pode elucidar qual dano causou cada lesão cancerígena. Estudos usando essas técnicas descobriram que 92% de todos os melanomas são causados pelo dano indireto ao DNA; apenas 8% dos melanomas decorrem do dano direto.

O dano direto ao DNA está restrito a áreas que possam ser atingidas pela luz UVB. Por outro lado, os radicais livres conseguem percorrer o corpo e afetar outras áreas – possivelmente até órgãos internos. A natureza itinerante do dano indireto ao DNA pode ser vista no fato de que o melanoma maligno pode ocorrer em lugares não iluminados diretamente pelo sol – isso em contraste com o carcinoma basocelular e de célula escamosa, que costumam aparecer apenas em locais do corpo diretamente iluminados.

A maioria dos protetores solares químicos contém de 2% a 5% de **benzofenona** ou seus derivados (oxibenzona, benzofenona-3) como ingrediente ativo. Essa substância é um dos mais potentes produtores de radicais livres conhecidos pelo homem. É usada em processos industriais para iniciar reações químicas e promover ligações cruzadas. É ativada pela luz ultravioleta. A energia absorvida quebra a ligação dupla da benzofenona para produzir duas posições de radicais livres, que procuram desesperadamente por um átomo de hidrogênio para deixá-los "inteiros novamente".

Eles podem encontrar esse átomo de hidrogênio entre os outros ingredientes do protetor solar, mas é concebível que poderiam também encontrá-lo na superfície da pele e, com isso, iniciar uma reação em cadeia que poderia, enfim, levar ao melanoma e a outros tipos de câncer de pele.

Kerry Hanson *e colaboradores* demonstraram que no caso de três ingredientes dos protetores solares, **octocrileno**, **octilmetoxicinamato**, e **benzofenona-3**, depois que essas substâncias químicas tiveram a oportunidade de serem absorvidas pela pele, o número de EROs e radicais livres é maior no usuário de protetor do que no não usuário. Um aumento como esse em EROs pode elevar a possibilidade de melanoma.

Os ingredientes dos protetores também podem penetrar na pele. Entre 1% e 10% de alguns dos ingredientes são absorvidos pela pele.

Essa absorção dos ingredientes não ocorre instantaneamente, mas a concentração de protetor nos níveis mais profundos da pele aumenta com o tempo. Por esse motivo, a quantidade de tempo entre a aplicação tópica do protetor e o fim do período de iluminação são parâmetros importantes em estudos experimentais. A iluminação desses cromóforos do protetor que penetraram no *stratum corneum* amplia a geração de EROs.

O Environmental Working Group [Grupo de Trabalho Ambiental] (EWG, na sigla em inglês), um grupo de pesquisas sediado em Washington, confrontador habitual do mundo empresarial, reprovou qualquer loção contendo substâncias químicas nocivas que possam penetrar com facilidade na pele. A oxibenzona, bloqueadora, é a principal culpada. Os Centros para Controle e Prevenção de Doenças dos Estados Unidos encontraram oxibenzona na urina de praticamente todos os testados.

A *Revista Medical Journal* demonstrou recentemente que quem toma sol usando algumas loções de bronzeamento têm maior risco de desenvolver câncer de pele maligno, além de um elo possível com a oxibenzona, substância química usada em muitos produtos com fatores de proteção altos.

A função da oxibenzona é "filtrar" a luz ultravioleta na superfície da pele, convertendo-a de luz para calor, mas ela também pode ser absorvida pela pele. Até agora não vimos nenhuma pesquisa indicar o que acontece quando a oxibenzona é absorvida pela pele, mas a luz UV causando danos celulares é bem conhecida e os leitores podem escolher evitar essa forma de proteção solar. Se a luz é convertida em calor nas camadas basais da pele, é bem provável haver danos às células em crescimento.

Um relatório recente publicado pela FDA incluiu evidência de que 14 de 17 loções bronzeadoras contendo Paba podem ser carcinogênicas, ou seja, causar câncer.

O Paba, ou ácido paraminobenzoico, trabalha absorvendo os raios UV da mesma forma que a oxibenzona. Chegou ao mercado nos Estados Unidos no início dos anos 1970 e foi o primeiro protetor solar verdadeiro a ser largamente disponibilizado. Eles foram os primeiros protetores mais vendidos.

O ácido tem a habilidade de filtrar com sucesso os raios ultravioletas do sol. A vantagem que essa substância química parecia oferecer sobre as outras era que grudava mais nas células da epiderme, impedindo que o protetor saísse com o contato com a água ou esfregando com uma toalha. Essa substância não é mais usada nas fórmulas de protetor solar porque causa reações alérgicas com frequência.

Com os anos, descobriu-se que causa reações fotoalérgicas em muitas pessoas: uma quantidade justa de 1% a 4% da população. Como resultado, baniu-se o uso do Paba em protetores solares em muitos países.

O Paba causa danos ao DNA em células humanas. Ele não só bloqueia os efeitos curativos do sol, como também promete dano genético. Outra pesquisa demonstrou que ele causa um dano genético ao DNA nas células da pele durante a exposição à luz solar. Os danos provocados em genes e cromossomos prejudicam a habilidade celular de se reproduzir adequadamente.

O Paba foi banido como ingrediente do protetor solar vários anos depois da publicação dessas descobertas. O fenilbenzimidazol (PBI, na sigla em inglês) também causa fotodano ao DNA quando iluminado, quando entra em contato com bactérias ou queranócitos humanos.

É verdade que a luz UV induz danos ao DNA na presença do Paba, mas implicar a luz UV nesse efeito seria a mesma coisa que dizer que o oxigênio é perigoso porque, quando reage com átomos de carbono se transforma em um resíduo nocivo no nosso sangue.

O único éster de Paba aprovado pela FDA para uso nos Estados Unidos é o Padimato O ou octil dimetil Paba. Esse composto é quimicamente semelhante ao Paba, mas não é tão irritante. Quando os protetores solares livres de Paba foram desenvolvidos, a popularidade do Padimato O logo diminuiu. Agora o Padimato O é usado com outras substâncias para aumentar o FPS de um produto.

Pesquisadores da Escola de Medicina de Harvard descobriram recentemente que o **psolareno**, outro gerador de radical livre ativado pela luz ultravioleta, é um carcinógeno eficientíssimo. Eles descobriram que a taxa de carcinoma de célula escamosa entre os pacientes com psoríase, que foram tratados repetidamente com a luz depois de uma aplicação tópica de psolareno, foi 83 vezes maior do que entre a população geral.

Uma análise cuidadosa visou demonstrar que o risco extra de melanoma propagado pelo uso do psolareno com ativadores de bronzeamento é direto. Os psolarenos são fotossensibilizadores usados medicinalmente e ativadores potentes do bronzeamento que foram introduzidos na Europa em algumas loções de bronzeamento e protetores solares, como óleo de bergamota ou 5-metoxipsolareno purificado. No entanto, depois da demonstração do potencial fotocarcinogênico do 5-metoxipsoraleno, questionou-se se seria sensato permitir a exposição da população geral a um agente carcinogênico por um benefício puramente estético. Em países como a Suíça, foi imposto um banimento aos protetores solares com psolareno já em 1987, mas aplicado frouxamente por vários anos. Por mais de dez anos, os protetores solares com psolareno continuaram a ser foco do debate. Desenvolvimentos de protetores combinando 5-metoxipsolareno e filtros UVB foram seguidos por campanhas para convencer a comunidade científica e as autoridades regulatórias de que esses produtos não só eram seguros, como também poderiam fornecer uma melhor proteção contra a luz solar do que os protetores comuns, por isso eram recomendados especialmente para pobres banhistas em busca de um bronzeado. As loções bronzeadoras com psolareno foram autorizadas para uso público geral apenas na França, na Bélgica e na Grécia. Em 1995, foi publicado o primeiro estudo epidemiológico que examinou a relação entre o uso de protetor solar com psolareno e melanoma, demonstrando que pobres banhistas que usaram psolarenos apresentaram quatro vezes mais o risco de melanoma quando comparados àqueles que usavam protetores regulares.

Em maio de 1995, a Comissão Europeia impôs um banimento a loções de bronzeamento com mais de 1 ppm de psolareno (uma concentração que se considerava não causar impacto biológico). Porém, esse banimento entrou em vigor a partir de 1º de julho de 1996 e, por causa da latência entre a exposição a um fator de risco e o início da doença, é provável que o aumento no risco de melanoma ligado ao uso dos ativadores do bronzeado com psolareno persistirá por muitos anos.

Os protetores solares com 5-metoxipsolareno (5-MOP) são promovidos comercialmente até agora para aumentar o bronzeamento e a proteção solar. Um estudo recente indicou que a concentração de 5-MOP usada nesses protetores solares é baixa demais para induzir a fototoxicidade cutânea com a radiação ultravioleta (UV). Conduziu-se uma investigação para determinar se o protetor solar Sun System III (SS III), que contém 5-MOP, poderia induzir eritema cutâneo, edema, pigmentação tardia e a atividade da ornitina descarboxilase epidérmica (ODC) quando usada em conjunto com a radiação (320-400 nm). A indução da ODC é um evento inicial na promoção de tumores de pele. Relatou-se um aumento na atividade da ODC epidérmica depois da exposição à radiação UVB (290-320 nm) sozinha e com o 8-metoxipsoraleno (8-MOP) tópico acrescido de radiação. Usando um simulador solar, verificaram eritema, edema e ODC epidérmica induzidos pelo SS III na pele de camundongos sem pelos com apenas 5 joules/cm^2 de UVA. A pele humana exibiu eritema e pigmentação tardia com SS III acrescido de 20 joules/cm^2 de UVA. Só se constatou a fototoxicidade na pele humana quando a emissão do simulador solar foi filtrada pela água para reduzir a radiação infravermelha. Isso indica que reações fototóxicas cutâneas ao 5-MOP acrescido de UVA são diminuídas pelo calor. Assim como o 8-MOP, o 5-MOP faz uma ligação cruzada com o DNA e tem o mesmo potencial fotocarcinogênico para a pele que o 8-MOP. Portanto, o uso de psoralenos fototóxicos em protetores solares vendidos sem prescrição médica é inapropriado por causa do risco do aumento do câncer de pele induzido por UV.

O que é FPS? Você deve ter se deparado com a expressão Fator de Proteção Solar ou FPS com frequência. Vamos discutir aqui o que se subentende do termo FPS.

À exceção de pouquíssimos, os protetores solares são uma combinação de substâncias químicas criadas para proteger a pele dos raios UVB. O FPS ou fator de proteção solar é a proporção da quantidade de UV indispensável para produzir vermelhidão ou eritema na pele com protetor solar. Ela é então comparada à pele não protegida por 24 horas para ver a quantidade de radiação UV necessária para ter um efeito semelhante. Então, caso demore dez minutos para sua pele avermelhar um pouco, um FPS de, digamos, 8, permitiria que você ficasse sob o sol oito vezes mais ou 80 minutos antes de sua pele começar a ficar vermelha. Protetores solares químicos protegem principalmente contra UVB. Na verdade, se você desse uma olhada na história dos protetores, acharia engraçado saber que o primeiro protetor a ser formulado era conhecido como *glacier cream* [creme glaciar – o atual bloqueador solar] e foi criado depois de uma queimadura feia que o criador teve o azar de adquirir enquanto escalava uma montanha nos Alpes. Como as queimaduras são cortesia da radiação UVB, tentou-se bloqueá-la sem se pensar muito além disso. Adeus UVB, adeus queimaduras. Infelizmente ninguém percebeu que isso significava dizer adeus à boa saúde também.

O FPS só se aplica ao grau de proteção contra UVB e NÃO ao UVA.

Em 1997, a Europa, o Canadá e a Austrália passaram a usar três ingredientes ativos específicos – a avobenzona (também conhecida como Parsol 1789), o dióxido de titânio e o óxido de zinco – como a base dos protetores. Nos Estados Unidos, as empresas de cosméticos se distanciaram dessa política, enquanto tentam vender suas pilhas de cosméticos com protetores tóxicos banidos em outros países. No entanto, a avobenzona é um gerador de radical livre potente e deveria ser banida também. Ela é absorvida com facilidade pela epiderme e ainda é uma substância química que absorve a energia da radiação ultravioleta. Por não conseguir destruir essa energia, ela precisa converter a energia da luz em energia química, que é liberada normalmente como radicais livres. Ainda que bloqueie a onda longa, ela não bloqueia o UVB ou a onda curta com eficiência, e costuma ser combinada com outras substâncias protetoras para produzir um produto de "amplo espectro". Sob a luz solar, a avobenzona se degrada e fica ineficaz em aproximadamente uma hora.

A regra simples da proteção solar - quanto maior o FPS e mais produto se espalha, melhor - passou a ser questionada.

O Environmental Working Group (EWG) concluiu que quatro em cada cinco dentre quase mil protetores solares analisados oferecem uma proteção inadequada ou contêm substâncias químicas nocivas. Os maiores culpados, segundo o EWG, são os líderes da indústria: Coppertone, Banana Boat e Neutrogena.

Embora três entre três líderes da indústria estejam bem irritados com o relatório do EWG e alguns dermatologistas o acusem de exagero, o relatório salienta várias preocupações antigas em relação à saúde.

Os protetores solares não oferecem uma proteção total do sol e fazem pouco para prevenir a forma mais letal de câncer de pele; confiar neles em vez de, digamos, um chapéu e roupas protetoras, pode estar contribuindo com o câncer de pele; e a FDA ainda precisa emitir padrões de segurança baseados misteriosamente em um conjunto de recomendações elaboradas há 30 anos.

Como sabemos agora, a maioria dos protetores solares bloqueia apenas o UVB. E o sistema de FPS refere-se apenas a ele. O FPS fornece uma estimativa do grau de proteção contra queimaduras de uma loção. Se você começa a queimar em aproximadamente 30 minutos, então com o FPS 15 você poderá ficar no sol 15 vezes mais antes de ficar queimado - isto é, na teoria.

Na realidade, o efeito do protetor solar costuma passar bem antes do tempo calculado e os banhistas, sem desconfiar, continuam a aplicar grandes quantidades desses venenos químicos. A pele não é feita de plástico, mas de células vivas. A guerra bioquímica constante travada na superfície da pele interfere e destrói seus mecanismos de defesa, deixando-a suscetível ao dano permanente e ao crescimento celular anormal. Depois dessas suspeitas, algumas substâncias químicas encontradas em loções solares, como o 5-metoxipsolareno, foram descontinuadas.

Porém, o principal problema em usar protetores solares é que com eles os banhistas podem se sentir seduzidos a ficar sob o sol muito mais do que seria normalmente sensato.

As pessoas não percebem que a proteção UV total está ao alcance e é usada há milênios. É chamada roupa. Não há nada mais eficaz do que roupas e chapéus protetores, leves, bem ventilados, quando você quer passar longas horas no sol.

O relatório do EWG rechaça as afirmações vagas sobre o FPS. Quase todos os protetores solares contêm substâncias químicas que, talvez, ao contrário do que se espera, se quebram na presença da luz solar. Mas na verdade é assim que elas impedem que o UVB penetre na pele, como uma muralha de castelo protegendo contra balas de canhão até a muralha ruir.

As noções de proteção para todo o dia, como alegam alguns produtos, ou até de várias horas seguidas são absurdas, segundo o EWG, porque a maioria dos protetores começa a se deteriorar em apenas 15 minutos depois da aplicação. Isso sem contar com o suor e a fricção casual, reduzindo ainda mais a proteção.

Além disso, poucos adoradores do sol usam a quantidade recomendada de protetor a cada aplicação. As pessoas logo acham que estão protegidas, mas poucas realmente estão.

Um relatório médico britânico, lançado em julho de 1996 e publicado como o principal artigo na prestigiosa *Revista Medical Journal*, demonstrou que o uso dos protetores solares pode de fato encorajar o câncer de pele, porque induz as pessoas a ficarem no sol por tempo demais. Seu uso pode adiar o aparecimento da queimadura solar por muitas horas. A maioria acha isso vantajoso, quando, na realidade, coloca sua vida em risco.

Os médicos que editaram o relatório citaram estudos conduzidos em 1995 no Leste Europeu e na Escandinávia que demonstraram que usuários frequentes de protetor sofriam, na realidade, com taxas desproporcionalmente maiores de câncer de pele. O relatório afirma: "Protetores solares com bloqueadores de raios ultravioleta B protegem contra a queimadura, portanto, possibilitam maior exposição ao raio ultravioleta A do que seria possível obter de outra forma". Em outras palavras, vários banhistas se expõem a muito mais do que previsto se eles não usassem protetores. A queimadura, na verdade, é a resposta de defesa natural do corpo contra um dano mais grave, como o câncer de pele.

O protetor solar deveria proteger contra duas formas comuns de câncer de pele: o carcinoma de células escamosas (CCE) e o carcinoma basocelular (CBC). No entanto, surgiram algumas evidências em grande parte dos estudos correlacionais e de experiências *in vitro* de que ingredientes específicos do protetor (tais como oxibenzona ou benzofenona, o octocrileno e o actilmetoxicinamato) estão ligados a riscos aumentados de melanoma maligno. As áreas de preocupação geral em se tratando do uso de protetor solar são:

- As propriedades potencialmente carcinogênicas de alguns ingredientes;
- A deficiência de vitamina D causada pela redução na exposição à luz ultravioleta;
- Proteção incompleta contra o espectro ultravioleta completo, combinada com o aumento do tempo passado sob o sol.

Essas preocupações deram origem à controvérsia na comunidade acadêmica. Sabe-se que alguns protetores solares protegem apenas contra a radiação UVB, e não contra o espectro mais perigoso. Várias ações judiciais de classe alegam que os fabricantes de protetores iludiram os consumidores a acreditar que esses produtos forneciam uma proteção solar completa. A hipótese da vitamina D não é amplamente aceita, mas continua a gerar um debate acadêmico.

Os protetores solares químicos são formulados para absorver a radiação UVB. Eles deixam a maioria dos raios passar. Os raios penetram fundo na pele e são absorvidos pelos melanócitos, que estão envolvidos tanto na produção de melanina (bronzeamento) como na formação do melanoma.

A luz solar contém radiação ultravioleta, basicamente, de duas formas: UVA e UVB. Além de queimaduras, a exposição ao UVB causa as formas mais comuns de câncer de pele - o carcinoma basocelular, que raramente mata e em grande parte apenas desfigura, e o carcinoma de células escamosas, que tem 1% de chance de se tornar mortal.

O UVA penetra mais fundo na pele e acaba causando rugas. Uma pesquisa recente, no entanto, constatou que ele exacerba os efeitos carcinogênicos do UVB e pode também causar câncer.

Os autores que defendem que o protetor solar causa melanoma especularam que isso ocorre por um dos seguintes mecanismos:

- A ausência de filtros UVA combinados a um tempo de exposição prolongado do usuário;
- Menos geração de vitamina D nos usuários de protetores solares;
- Ao reduzir a exposição da pele à radiação UVB, o protetor suprime a produção do fotoprotetor natural da pele, a melanina, e a falta desta leva a um aumento do risco de melanoma;
- A geração de radicais livres pelas substâncias químicas que penetraram na pele;
- Citotoxicidade patogênica e carcinogenicidade das nanopartículas de óxidos de titânio ou zinco micronizados.

Sob circunstâncias normais, quando seu corpo não foi adulterado com o uso de protetores solares, sua pele começa a arder desconfortavelmente quando exposta por muito tempo ao sol. De forma contrária, com o uso do protetor, você não notaria quando seu corpo recebeu sol o bastante porque sua primeira linha de defesa - a queimadura insuportável - foi evitada.

A superexposição ao sol, combinada com as substâncias químicas externas deletérias e, talvez, com toxinas internas, é a receita perfeita para danificar células da pele e causar malignidade. Sob condições normais (sem proteção), você nunca tomaria sol demais mesmo que ficasse deitado sob o sol por muitas horas. Embora queimasse sua pele com a superexposição ao UVB, ainda estaria protegido contra o excesso.

Alguns cientistas acreditam que a luz UV causa câncer de pele pelo efeito combinado da inibição do sistema imunológico e dano ao DNA. Entretanto, a exposição à luz UV não é nada má. O Dr. Ackerman descobriu que embora a queimadura solar possa enfraquecer temporariamente as funções imunológicas e danificar a pele, não há provas de que possa causar câncer de pele. A maior parte do suprimento corporal de vitamina D, cerca de 75% dele, é gerado pela exposição aos raios UVB. Usar um protetor solar diminui drasticamente a produção cutânea de vitamina D3. Sabe-se que o nível baixo de vitamina D no sangue aumenta o risco do desenvolvimento dos cânceres de mama e cólon, além de acelerar o crescimento do melanoma.

A revista *British Medical Journal* concluiu que especialistas médicos sabem "pouco sobre a relação precisa entre a queimadura solar e o câncer de pele". Esse fato se refere a todos os tipos de câncer de pele, principalmente o fatal, o melanoma. Apesar da quantidade colossal de pesquisa realizada sobre câncer de pele, não houve indicação de que o melanoma maligno tenha alguma ligação com a exposição ao UV. Mas o que se sabe ao certo é que o protetor solar não só não previne o câncer de pele, como também, pelo contrário, o favorece por amplificar a absorção. Isso torna os protetores ainda mais perigosos do que a luz solar jamais seria.

O dr. Gordon Ainsleigh, na Califórnia, acredita que o uso dos protetores cause mais mortes por câncer do que previne. Ele estima que o aumento de 17% no câncer de mama observado entre 1991 e 1992 pode ser resultado do amplo uso de protetores recentemente. Estudos atuais também demonstraram uma taxa mais elevada de melanoma entre homens que usam protetores regularmente e uma taxa mais elevada de carcinoma basocelular entre mulheres.

O Dr. Ainsleigh estima que 30 mil das mortes por câncer, apenas nos Estados Unidos, poderiam ser prevenidas a cada ano se as pessoas adotassem uma rotina de exposição solar regular e moderada.

Embora a medicina convencional ainda defenda muito a utilização de protetores solares, há um consenso crescente entre pesquisadores modernos de que o uso não previne o câncer de pele e, para dizer a verdade, pode promover os cânceres de pele, cólon e mama.

Em agosto de 2007, a FDA dos Estados Unidos concluiu com cautela que "a evidência disponível não demonstra que somente o protetor solar previna o câncer de pele".

Os ingredientes dos protetores não são testados na Europa, no Japão ou na Austrália para os efeitos fotocarcinogênicos antes de serem introduzidos no mercado. Mesmo nos Estados Unidos, a maioria dos protetores vendidos em 2008 também não passou por uma testagem regulatória, em razão de uma cláusula de direito adquirido. Desde 1978, apenas três novos ingredientes ativos introduzidos nos Estados Unidos conseguiram preencher os novos requisitos de testagem.

O uso do protetor solar com um fator de proteção solar (FPS) tão baixo quanto 8 ainda inibe mais de 95% da produção de vitamina D na pele. Estudos recentes demonstraram que, depois da campanha de saúde com o slogan "Slip-Slop-Slap", encorajando os australianos a se cobrirem quando expostos à luz solar para prevenir o câncer de pele, um número crescente de australianos e neozelandeses se tornou carente em vitamina D. Ironicamente, há indicações de que a deficiência de vitamina D possa levar ao câncer de pele. Para evitar essa carência, pode-se tomar suplementos vitamínicos. Além disso, quantidades adequadas de vitamina D3 podem ser produzidas na pele depois de apenas 10 a 15 minutos de exposição solar sem protetor pelo menos duas vezes por semana no rosto, nos braços, nas mãos ou nas costas. Isso serve em locais onde o índice UV é maior do que 3, algo diário nos trópicos, e durante a primavera e o verão nas regiões temperadas.

Com protetor solar, a exposição necessária seria mais longa: se 95% da produção de vitamina D for inibida, então ela prossegue em apenas 5%, ou 1/20º da velocidade normal, e precisaria de 20 vezes mais - de 200 a 300 minutos (3-1/3 a 5 horas), duas vezes por semana - de exposição solar no rosto, braços, mãos ou costas para produzir a quantidade adequada de vitamina D na pele. Obviamente, o tempo necessário diminuiria com a área de exposição corporal maior, como ao usar um traje de banho na praia, um cenário muito comum onde se utiliza o protetor solar.

Com essa matemática, fica aparente que os turistas que passam horas por dia na praia com protetor solar podem produzir mais vitamina D em uma semana de férias do que fazem durante uma semana típica em suas vidas sem protetor, se eles passam a maior parte de seu tempo longe das férias dentro de casas, escritórios e outros edifícios onde não eles têm quase nenhuma exposição solar. Além disso, vale notar que com uma exposição mais prolongada aos raios UVB atinge-se o equilíbrio na pele e a vitamina simplesmente se degrada tão rápido quanto é gerada. Fica claro, portanto, que a overdose de vitamina D é quase impossível por fontes naturais, inclusive pela alimentação.

Fica a questão: os protetores criados para bloquear as radiações UVA e UVB resolvem esse problema? A pesquisa demonstrou que eles também não previnem o câncer de pele. A princípio, a pele ainda precisa lidar com o ataque ácido que ocorre quando se aplica a loção. Depois, excluir UVAs e UVBs priva o corpo dos raios de sol mais importantes, responsáveis por manter uma imunidade adequada e vários processos essenciais. O corpo precisa do UVB, por exemplo, para a síntese de vitamina D, sem a qual não sobreviveríamos. É uma surpresa, então, descobrir que existem muitas pessoas sofrendo de câncer de pele hoje que tiveram muito pouca ou nenhuma exposição à luz solar?

É óbvio que, agora, os protetores químicos mais usados estão sendo reconhecidos como agentes que realmente aumentam os cânceres por causa de suas propriedades geradoras de radicais livres. De uma forma mais insidiosa, algumas dessas substâncias exibem fortes ações estrogênicas que podem causar problemas graves no desenvolvimento sexual e na função sexual adulta, além de aumentar ainda mais os riscos de câncer.

Não é que esses compostos sempre foram vistos como substâncias benignas. Há muito tempo, os químicos orgânicos estão cientes dos perigos dos compostos em protetores solares. Essas substâncias são amplamente usadas para iniciar as reações de radicais livres durante a síntese química. Essas substâncias são as mesmas do tipo perigosas que uma pessoa mantém, cuidadosamente, distantes da pele enquanto trabalha em um laboratório. Para conseguir usá-las, os químicos as misturam em uma combinação com outras substâncias. Eles, então, iluminam a mistura com uma luz ultravioleta. Essas substâncias químicas absorventes geram quantidades copiosas de radicais livres que iniciam as reações químicas desejadas.

Devemos perceber que é perigoso confiar nas mãos de supostos profissionais de saúde que promovem e encorajam, deliberadamente, o uso de substâncias artificiais e atividades não naturais. Por muito tempo, fomos iludidos e sofremos na escuridão nas mãos de "homens da ciência", quando o poder de preservar a boa saúde e nos curarmos sempre esteve dentro de nós. O segredo é rejeitar coisas artificiais e escolher levar um estilo de vida mais natural possível.

Estamos em um processo constante de treino reverso ao orientarmos nossos corpos a ignorar as pistas dadas por eles quando nossa saúde está comprometida, dependendo da declaração de um médico e de medicações modernas.

Nós não precisamos depender da palavra de outro para decidir o que é certo ou não para nossos corpos.

Afinal, no passado, os profissionais da saúde nos decepcionaram.

Em 1927, 12.745 médicos endossaram o ato de fumar cigarros Lucky Strike como uma atividade saudável. Nos anos 1940 e 1950, milhares de eminentes cirurgiões apareceram nos anúncios nacionais de cigarro para garantir ao público a segurança do fumo.

Nos anos 1950, lobotomias para combater doenças mentais foram promovidas e resultaram em pessoas quase totalmente disfuncionais.

Nos anos 1960 e 1970, recomendavam-se dietas ricas em gorduras poli-insaturadas ômega-6 e ácidos graxos parcialmente hidrogenados, como o óleo de cártamo e a margarina para reduzir a doença cardíaca. Entretanto, estudos de longo prazo verificaram que, embora essas dietas diminuíssem a doença cardíaca, aumentavam as taxas de mortalidade total e de câncer, e produziam um envelhecimento precoce.

Protetores solares químicos têm três defeitos principais:

- São poderosos geradores de radicais livres. A geração de radicais livres aumenta o dano celular e as alterações que levam ao câncer;
- Têm uma forte atividade estrogênica. As substâncias químicas estrogênicas – "desreguladoras endócrinas" – interferem no desenvolvimento sexual normal, causando uma variedade de problemas médicos secundários;
- Eles são substâncias químicas sintéticas estranhas ao corpo humano e se acumulam nos depósitos de gordura do organismo.

O corpo humano é bem adaptado para se desintoxicar de substâncias biológicas, às quais foi exposto em mais de 10 milhões de anos. Mas muitas vezes teve dificuldade em remover compostos novos e não biológicos, tais como DDT, dioxina, bifenilas policloradas (PCBs, na sigla em inglês) e protetores solares químicos.

Por que surge essa situação com os protetores solares? Por que são apenas os pesquisadores científicos que, por repetidas vezes, levantam questões a respeito da segurança do protetor? Por que a comunidade acadêmica de dermatologistas ficou em silêncio?

A maioria da comunidade acadêmica tem uma longa tradição de informar o público sobre os perigos reais e potenciais para a sociedade em geral.

Todas as semanas Linus Pauling protestava na frente da Biblioteca de Santa Bárbara contra o teste de armas nucleares na atmosfera. Ele continuou seus protestos, apesar da intensa pressão do governo norte-americano e campanhas secretas de difamação contra ele. Em 1952, o Departamento de Estado recusou-se a renovar o passaporte de Pauling. O motivo oficial era que suas viagens "não serviriam ao melhor interesse dos Estados Unidos". Pauling não conseguiu comparecer a uma reunião da Sociedade Real em Londres convocada para homenageá-lo e discutir suas ideias sobre as estruturas potenciais do DNA. Muitos acharam que ele perdeu a oportunidade de ser o primeiro a elucidar a estrutura do DNA por não ter conseguido deliberar com os colegas. Embora tenha sido emitido um passaporte temporário no verão de 1952, os pedidos de Pauling para renovações do passaporte foram rotineiramente negados durante os dois anos seguintes.

No fim das contas, Pauling ganhou o Prêmio Nobel da Paz de 1962 por sua campanha e os testes de armas nucleares na atmosfera terminaram. Mas, recentemente, um estudo do Centro de Controle de Doenças estimou que as partículas radioativas emitidas nos testes com armas nucleares atmosféricas causaram aproximadamente 11 mil mortes por câncer nos Estados Unidos, além de produzirem um mínimo de 22 mil novos casos. Alguns grupos não governamentais são da opinião de que o número de mortes foi bem maior e o teste nuclear ainda é responsável por 15 mil mortes por ano nos Estados Unidos.

Nos últimos anos, muitos outros acadêmicos lideraram protestos contra ações e políticas nocivas à comunidade. Entre elas, estão campanhas para remover toxinas químicas de alimentos, roupas, materiais de construção e do meio ambiente em geral.

Isso nos faz questionar por que nenhum membro da comunidade acadêmica da dermatologia, nos últimos 30 anos, emitiu alertas sobre os perigos dos protetores solares químicos. A resposta é que a indústria cosmética conseguiu silenciar os principais dermatologistas acadêmicos com um padrão generalizado de bonificações na forma de pagamentos por consultas, donativos, adiantamentos, arranjos de férias, e assim por diante. Em essência, a indústria comprou o silêncio deles a respeito de questões e produtos que possam ser embaraçosos. A maioria dos dermatologistas acadêmicos direciona sua atenção para tópicos inofensivos, seguros, não controversos, que não ofenderão seus patrocinadores empresariais. Eles sentem que a necessidade de honrar seus acordos com seus benfeitores é muito mais importante do que as pessoas comuns.

Você deve perceber que as grandes indústrias podem não considerar seus interesses prioritários.

Isso pode ser um choque um tanto rude para você, mas uma subsidiária da Bayer, a Cutter Biological, foi uma das várias empresas que extraíram fatores de coagulação para tratar hemofílicos a partir de plasma combinado. Em 1992, apareceram os primeiros casos de Aids em hemofílicos por causa da medicação. A questão chegou à atenção da FDA. As empresas concordaram em retirar o produto do mercado, o que eles fizeram nos Estados Unidos, mas não no exterior. A administração concordou com as empresas em ocultar a extensão do problema do público. Quando souberam da continuação do comércio internacional, também permaneceram em silêncio.

A Bayer já havia pagado os doadores pela preparação dos produtos. Ela tinha US$ 4 milhões do concentrado em estoque. Apesar de tentarem retirar o produto, as empresas não pararam de vender no exterior. A maioria dos países na Europa teve acesso à informação e o trocou pelo produto melhorado. A França foi a única exceção e os responsáveis foram presos depois por não agirem com responsabilidade.

A Bayer e as outras empresas continuaram a vender para o Oriente, para a América do Sul e provavelmente para outros países em desenvolvimento por pelo menos um ano. Elas até continuaram a fabricar o antigo produto, possivelmente porque era mais barato de produzir.

A Bayer não conseguiu alertar adequadamente os pacientes dos riscos e minimizou importância deles para seus agentes e médicos. Pediu para eles usarem os estoques. Números de Hong Kong e Singapura sugerem que quase 50% dos pacientes desenvolveram Aids e muitos faleceram. Provavelmente milhares foram infectados e morreram ao redor do mundo.

Depois de saber algo tão mórbido quanto isso, não é difícil perder a confiança na classe médica. Mas você não é impotente. Ninguém precisa ser uma marionete nas mãos de verdadeiros monstros. Você pode se defender. Pode ter uma vida natural e saudável. Só depende de você.

Capítulo 7

Luz Solar Insuficiente – uma Armadilha Mortal

Há várias décadas, sabe-se que aqueles que vivem em grande parte ao ar livre, em altas altitudes, ou perto do equador, têm menor incidência de câncer de pele. E como sugere a evidência, aqueles que trabalham sob iluminação artificial têm uma incidência maior.

Devemos entender que se tivéssemos de passar a maior parte de nossas vidas nos subterrâneos e longe do ar livre, apenas aparecendo socialmente à noite, então a natureza teria arranjado para nós nascermos como roedores e não seres humanos.

A luz fluorescente pode economizar dinheiro, mas cobra um preço maior da sua saúde. As emissões UV de instalações elétricas estão ligadas a um risco maior de melanoma de acordo com a American Journal of Epidemiology.

A Dra. Helen Shaw e sua equipe conduziram um estudo sobre o melanoma na London School of Hygiene and Tropical Medicine [Escola de Higiene e Medicina Tropical de Londres] e na Clínica de Melanoma de Sydney, no Sydney Hospital. Eles verificaram que funcionários de escritório tinham uma incidência duas vezes maior de câncer mortal do que aqueles que trabalhavam ao ar livre. Os resultados do estudo foram publicados em 1982 pela revista médica britânica *The Lancet*. A Dra. Shaw provou que aqueles que passavam a maior parte de seu tempo expostos à luz solar natural tinham de longe o menor risco de desenvolver câncer de pele. Em um contraste acentuado com aqueles que vivem ou trabalham ao ar livre, funcionários de escritório expostos à luz artificial durante a maior parte de suas horas de trabalho apresentavam mais risco de desenvolver melanomas. Ela também descobriu que as luzes fluorescentes causavam mutações em culturas de células animais. A pesquisa da Dra. Shaw chegou à conclusão de que, tanto na Austrália quanto na Grã-Bretanha, as taxas de melanoma eram altas entre profissionais e funcionários de escritório e baixas em pessoas trabalhando ao ar livre. Em outras palavras, australianos e britânicos (e o resto de nós) estariam melhores passando mais tempo ao ar livre onde tem bastante luz UV! Estudos controlados semelhantes foram conduzidos na Escola de Medicina da Universidade de Nova York, que confirmaram e substanciaram os resultados da pesquisa da Dra. Shaw.

Sabe-se também que a iluminação fluorescente causa dores de cabeça, problemas oculares, como cegueira noturna, fadiga, dificuldades de concentração e irritabilidade. Observou-se também que uma intensificação no brilho da luz fluorescente leva a níveis de estresse mais elevados por aumentar os níveis do hormônio cortisol.

Em um estudo conduzido com a tripulação da Marinha americana entre 1974 e 1984, pesquisadores verificaram uma incidência maior de câncer de pele entre marinheiros com trabalhos internos do que aqueles trabalhando ao ar livre. Aqueles que trabalhavam tanto em locais fechados como ao ar livre exibiam mais proteção, com uma taxa 24% abaixo da média nacional americana. Como nenhum dos marinheiros passou o dia inteiro ao ar livre, não se poderia determinar se ficar ao ar livre o dia todo ofereceria maior grau de proteção.

É interessante notar que alguns dos lugares mais quentes dos Estados Unidos, como Phoenix, Arizona, têm as taxas mais elevadas de câncer de pele, mas não por exposição da pele ao sol. Os pesquisadores ficam logo tentados a relacionar as taxas alarmantes de câncer de pele com o sol, e ao fato de essas áreas serem as mais quentes e ensolaradas do país. No entanto, fazer essa ligação com pressa sem uma observação cuidadosa, sem esgotar todos os parâmetros possíveis, é tolo e irracional.

O calor extremo durante a maior parte do ano mantém a maioria das pessoas dentro de casa durante o dia. Como resultado, embora exista muita luz solar, as pessoas a evitam e desenvolvem problemas de saúde, inclusive tipos de câncer, pela falta de exposição solar em vez do contrário.

Além disso, o ar seco e quente enquanto se está ao ar livre, e o ar-condicionado frio e seco dentro de casa, do escritório ou do carro removem rapidamente qualquer umidade da pele, deixando-a com pouquíssima proteção natural contra fungos e bactérias. Mesmo durante a noite, por causa do ar-condicionado constante, a pele quase não consegue respirar o ar úmido natural. A falta de umidade na pele, resultante do ar-condicionado, reduz muito sua habilidade de remover produtos residuais nocivos dos tecidos conectivos e de outras partes do corpo. Isso pode levar a células cutâneas fracas e danificadas. A pele frágil, debilitada, seca e sensível, aliada à falta de exposição à luz solar, além das resultantes imunidade e vitalidade fracas, forma os ingredientes perfeitos para o câncer de pele.

Segundo um princípio da Física, se você está em um ambiente seco, seu corpo perderá umidade. A hidratação é, portanto, muito importante e necessária para impedir que sua pele perca umidade e fique seca. Durante o verão, as temperaturas costumam aumentar e trabalhar no ambiente quente fica incômodo. Então, recorremos muitas vezes ao resfriamento do ambiente com o uso de ar-condicionado ou, pelo menos, usando ventiladores para circular o ar, o que nos ajuda a refrescar um pouco. No caso dos ventiladores, o ar circulante ajuda a evaporar a água da nossa pele (transpiração) e, ao fazer isso, a pele esfria e isso auxilia a refrescar o corpo. A perda de água pela transpiração tem um efeito desidratador na nossa pele, a menos que bebamos quantidades suficientes de água e outros fluidos reidratantes. Da mesma forma, o ar-condicionado move/circula o ar, o que tem o mesmo efeito de ventiladores, mas, além disso, um ar-condicionado retira uma quantidade de vapor-d'água do ar enquanto o esfria ao mesmo tempo, criando um ambiente muito mais seco e frio.

Ademais, fica evidente que aqueles que passam uma quantidade excessiva de tempo em um ambiente com ar-condicionado não conseguem lidar facilidade com as temperaturas quentes do verão. Isso aumenta a dependência da tecnologia e dos recursos que ela consome para tarefas desnecessárias, por exemplo, quando você dirige para algum lugar a alguns passos de distância para não ter de encarar o calor.

Quando está calor e úmido ao ar livre e o ar-condicionado não funciona, os Estados Unidos sofrem. Os bebês ficam com alergias, os casais brigam e até computadores ficam loucos! Em grande parte da nação, os apagões no alto verão são vistos não só como uma inconveniência, mas também como uma emergência de saúde pública.

Nos 50 anos desde que o ar-condicionado chegou ao mercado, a América ficou tão viciada nele que essa dependência passa quase totalmente despercebida. O ar-condicionado está arraigado na nossa economia e na nossa cultura. Sair de um tórrido estacionamento para um saguão resfriado pelo ar-condicionado pode fornecer um grau de alívio instantâneo e prazer físico sentidos por meio de outros poucos recursos. No entanto, se o efeito do ar-condicionado em um ser humano acalorado pode ser comparado ao de um analgésico, seu impacto econômico é mais o de um esteroide anabolizante. E a abstinência, quando necessária, será dolorosa.

As pessoas são quase tão comprometidas com o ar-condicionado quanto são com carros e *chips* de computador. E um aparelho sortudo o bastante para se tornar indispensável pode exigir e conseguir tudo de que precisa para continuar funcionando. Para o ar-condicionado, isso é muita energia!

Nossa dependência absurda das tecnologias, como o ar-condicionado, e os compromissos irracionais com o estilo de vida que assumimos em resposta contribuem não apenas com a crise energética, como também com uma crise de saúde pública. Muitas pessoas adoecem com as variações extremas entre as temperaturas externa e interna. Sair de uma temperatura externa de mais de 37ºC para uma interna de menos de 25ºC, por exemplo, pode acabar com a saúde da pessoa. As ondas de calor severas estão cobrando agora um preço mortal maior do que antes.

Dentre as muitas desvantagens do ar circulante dos aparelhos de ar-condicionado está a quantidade crescente de esporos de mofo flutuando por toda a casa, bem como qualquer tipo de derivado químico lançado no ar por utensílios ou produtos de limpeza que você possa usar. O ar-condicionado mantém a circulação de elementos nocivos, o que pode levar ao agravamento de problemas com os seios da face.

O ar-condicionado de carros também tem seus problemas. Pesquisadores do Centro Médico Estadual de Louisiana identificaram oito tipos diferentes de mofo vivendo dentro de 22 em cada 25 carros testados. Os aparelhos de ar-condicionado também podem fazer circular doenças transmitidas pelo ar, como a mais famosa delas, a Doença dos Legionários (pneumonia causada pela bactéria *Legionella pneumophila*). Se o aparelho tem filtros baratos ou se a manutenção não for feita de forma correta, simplesmente manterá a circulação de poluentes.

Estudos demonstraram que a luz artificial não só contribui com uma incidência maior de câncer de pele, como também com os cânceres de próstata em homens e de mama em mulheres.

Os países onde se usa a iluminação artificial noturna com mais intensidade tendem a ter um risco maior de câncer de próstata, conclui um novo estudo realizado na Universidade de Haifa. Esse estudo se junta à descoberta anterior, publicada na *Chronobiology International* em 2008, de que a exposição à iluminação artificial noturna aumenta a incidência de câncer de mama em mulheres.

O estudo, realizado pelo Prof. Abraham Haim, Prof. Boris A. Portnov e Itai Kloog da Universidade de Haifa, com o Prof. Richard Stevens da Universidade de Connecticut, Estados Unidos, pretendia examinar a influência dos vários fatores – incluindo a quantidade de luz artificial à noite – na incidência de três tipos de câncer: próstata, pulmão e intestino grosso em homens ao redor do mundo.

Eles coletaram informações de uma base de dados da International Agency for Research on Cancer [Agência Internacional para Pesquisa sobre o Câncer] sobre a incidência desses tipos de câncer em homens em 164 países. Os dados sobre os níveis de iluminação à noite foram reunidos das imagens de satélite do Programa de Satélites Meteorológicos de Defesa (DMSP, na sigla em inglês). Os dados sobre a iluminação noturna foram ajustados pela distribuição geográfica da população de cada país para chegar a uma medição precisa da "quantidade de luz artificial à noite por pessoa". Os pesquisadores também examinaram fatores adicionais, como o consumo de eletricidade, a porcentagem da população urbana, a condição socioeconômica e outras variáveis.

Já ficou claro logo no primeiro estágio do estudo que há uma ligação marcante entre a incidência de câncer de próstata e os níveis de iluminação artificial noturna e o consumo de eletricidade. Vários métodos diferentes de análise estatística foram usados para chegar a essa conclusão.

Depois os pesquisadores isolaram a variável "quantidade de luz artificial à noite por pessoa" para examinar seu efeito específico. Os países foram divididos em três grupos para esse estágio do estudo: aqueles com baixa exposição à luz à noite, aqueles com exposição média e aqueles com exposição alta. Os resultados demonstraram que a incidência de câncer de próstata nesses países com baixa exposição era de 66,77 pacientes a cada 100 mil habitantes. Um aumento de 30% foi encontrado naqueles países com exposição média: 87,11 pacientes por 100 mil habitantes. Os países com o maior nível de exposição à luz artificial à noite exibiram um salto de 80%: 157 pacientes por 100 mil habitantes.

De acordo com os pesquisadores, várias teorias poderiam explicar o aumento na incidência de câncer de próstata em virtude de exposição à luz noturna, como a inibição da produção de melatonina, a redução do sistema imunológico, e um efeito no relógio biológico do corpo por causa da confusão entre noite e dia. Seja qual for a causa, há uma ligação definida entre elas. "Isso não quer dizer que precisamos voltar à Idade Média e apagar as luzes do país. Significa que essa relação deve ser levada em conta no planejamento das políticas energéticas do país", apontaram os pesquisadores.

Eles acrescentaram que um uso maior de iluminação artificial é considerado pela Organização Mundial da Saúde uma fonte de poluição ambiental. Como tal, o apelo feito pelo Ministério de Proteção Ambiental de Israel para usar uma iluminação energeticamente eficiente é problemático, pois esse é um tipo de iluminação muito mais clara. O país deve encorajar tanto a economia de energia na iluminação quanto limitar o nível de poluição.

O americano comum, morador de cidade, passa 22 horas por dia em ambientes fechados, na maior parte do tempo embaixo de luz artificial.

As crianças, também, estão passando cada vez menos tempo ao ar livre na natureza e mais tempo em ambientes fechados em casa, na escola, na frente do computador e da televisão.

Durante o inverno, a maioria da população trabalhadora nas cidades nunca nem vê a luz do dia, exceto através de janelas que refletem a luz UV. A luz incandescente tem uma banda estreita comparada à luz solar, e é comprovado que a exposição a ela enfraquece a imunidade natural da pessoa. Nossa imunidade é nossa defesa contra infecções e doenças. Sabe-se que a exposição insuficiente à luz solar compromete nossa função imunológica. Uma imunidade inibida ou comprometida significa que nosso sistema de defesa natural contra coisas nocivas é ineficiente e insuficiente. Isso significa ainda que você fica mais suscetível a doenças. Um estudo russo demonstrou que trabalhadores expostos à luz UV durante as horas de trabalho tinham 50% menos resfriados. Um sistema imunológico fraco não consegue se defender adequadamente contra doenças, inclusive o câncer de pele!

Pessoas com pele morena e negra e cabelos marrons ou pretos podem passar períodos longos no sol sem se queimar. Por causa da pigmentação naturalmente mais escura da sua pele, há uma menor probabilidade de afro-americanos desenvolverem câncer de pele do que membros de outros grupos raciais e étnicos. Eles raramente sofrem de câncer de pele enquanto vivem em seus países de origem, onde há bastante luz solar. O alto nível de melanina das suas peles filtra muito UV, mas ainda os supre com suficientes raios benéficos. Embora as taxas de ocorrência de vários tipos de câncer de pele sejam menores em afro-americanos, elas não são inexistentes. Eles podem desenvolver câncer de pele, e quando isso acontece, o resultado é muitas vezes mais grave do que para outros americanos.

Um motivo para a consequência de o câncer de pele ser bem pior em afro-americanos é que a doença muitas vezes é diagnosticada em um estágio mais avançado, quando o tratamento é mais difícil. Além disso, o tipo de melanoma mais encontrado em afro-americanos é o melanoma acral lentiginoso, mais perigoso do que os tipos de melanoma que predominam em americanos brancos.

Estatísticas de várias partes dos Estados Unidos indicam que as taxas de sobrevivência de pacientes afro-americanos diagnosticados com melanoma são mais baixas do que aquelas dos pacientes brancos. O registro de câncer da Califórnia, por exemplo, relatou uma taxa de 70% de sobrevida de cinco anos no caso de pacientes afro-americanos com melanoma, se comparada a 87% entre pacientes brancos. Da mesma forma, no Washington Hospital Center, em Washington, DC, a taxa de sobrevida de cinco anos entre pacientes afro-americanos foi de 59%, comparada a 85% entre brancos. A taxa de sobrevida mais baixa em afro-americanos se deve em grande parte ao fato de que tendiam a ter uma doença mais avançada – principalmente uma doença que se espalhou para outras partes do corpo – quando eram diagnosticados com melanoma. Quando o melanoma se espalha para outras partes do corpo, é altamente letal.

Entre os afro-americanos, os melanomas ocorrem principalmente em regiões do corpo que não são pigmentados, como as palmas das mãos, as solas dos pés e a pele entre as unhas. Outros locais onde os melanomas ocorrem com certa frequência em afro-americanos são as mucosas da boca, as passagens nasais e as genitálias.

Assim como pessoas de outras origens, os afro-americanos deveriam prestar atenção às pintas em seus corpos e ficar alertas ao encontrarem pintas novas ou modificadas. Além disso, deveriam examinar as unhas das mãos e dos pés atrás de mudanças suspeitas, que podem incluir listras marrons ou pretas sob a unha ou um ponto que se estende para fora da borda da unha. Todos que notarem tais mudanças deveriam ver um médico sem demora, porque elas podem ser sinais de melanoma.

Como foi mencionado, pessoas de cútis mais escura têm menos chances de desenvolver câncer de pele em seus locais de origem ensolarados, por isso a preocupação com o câncer de pele apenas entra em cena de fato quando se mudam para climas mais moderados ou frios, como o Reino Unido ou a Suécia. Uma migração como essa requer uma exposição a mais ao sol para manterem os níveis normais de vitamina D, visto que a luz solar nesses lugares é bem mais fraca do que em sua terra natal.

Nos Estados Unidos, 42% das mulheres afro-americanas em idade fértil têm deficiência de vitamina D. Se as pessoas com peles mais escuras não tomam essas quantidades a mais de luz solar, são elas que provavelmente desenvolverão câncer de pele. O motivo para seu maior risco de câncer não é luz solar *em excesso*, mas *a escassez* dela.

Como costuma ser o caso, as teorias médicas orientadas apenas pelos sintomas não conseguem explicar as causas da doença. Na verdade, elas provavelmente o deixarão doente. Cuidado com algum conselho dado a você por qualquer médico, empresa, ou organização que queira protegê-lo contra uma suposta ameaça enquanto, ao mesmo tempo, tenta lhe vender alguma outra coisa, como protetores solares. Não passa de um mito fictício o fato de o protetor solar prevenir o câncer. Seria desastroso ficar no centro da disputa e permanecer preso entre as partidas realizadas pelas organizações supostamente preocupadas com câncer e as indústrias de protetores solares. Lembre-se de que quando você paga por seu bloqueador solar está pagando com seu dinheiro e brincando com sua saúde. O resultado pode ser bem grave.

Capítulo 8

Pittas – Cuidado!

Hipócrates foi o primeiro a escrever sobre a natureza constitutiva do organismo humano. Ele ensinou que todas as doenças (exceto as lesões) tinham a princípio uma natureza geral e só se tornavam locais para provocar uma crise em um estágio posterior. Todas as doenças naturais são originalmente funcionais e então, com o tempo, passam para o dano patológico.

O antigo mestre também ensinou que não existe uma causa única em uma doença natural. Ele ensinou que a causalidade era de uma origem interdependente, em vez de algum fator isolado. Há sempre a fusão da suscetibilidade de um indivíduo ou grupo com uma influência patogênica simpática. Portanto, a constelação etiológica inclui as predisposições da constituição física e do temperamento mental, a natureza do estado do enfermo, bem como os fatores condicionantes do ambiente.

A doença é um estado de desequilíbrio na mente, no corpo e no espírito. Para entender a doença, é importante compreender o indivíduo antes de considerarmos uma causa material.

De acordo com a Ayurveda, todos são únicos em sua composição tanto do corpo físico, como do campo mais sutil da mente, das emoções e do espírito. A Ayurveda acredita que nossa individualidade vem de uma combinação única de três princípios operacionais básicos, conhecidos como *doshas*. Esses princípios podem ser encontrados não só no nosso corpo humano, mas também em todos os campos do mundo natural. Os *doshas*, ou princípios operacionais, são conhecidos como *vata* (éter e ar), *pitta* (fogo e água) e *kapha* (água e terra).

Embora todos tenham um pouco de cada *dosha*, a maioria de nós tende a ter uma abundância de um ou uma combinação predominante de dois.

O biotipo *pitta* é descrito como:

- Constituição física mediana, forte, encorpado, de estatura mediana e esbelto. Os peitos não são tão planos quanto aqueles do *dosha vata*, e exibem veias e tendões musculares mais ou menos protuberantes. Os ossos não são tão salientes como no indivíduo *vata*. O desenvolvimento muscular é moderado.
- A cútis pode ser acobreada, amarela, avermelhada ou branca. A pele é macia, quente e menos enrugada do que a pele *vata*. Podem apresentar sardas. Há uma tendência a se queimar fácil.
- Sente desconforto no sol e no tempo quente; o calor o deixa muito cansado.
- Os olhos podem ser cinza, verdes ou castanhos e aguçados: os globos oculares serão meio salientes.
- As unhas são macias.
- O nariz é pontudo e a ponta costuma ser avermelhada.

Fisiologicamente, essas pessoas têm um metabolismo acelerado, boa digestão, o que resulta em um forte apetite. Costumam ingerir grandes quantidades de alimento e líquido. Têm um desejo natural por sabores doces, amargos e adstringentes, e gostam de bebidas geladas. Seu sono é de duração média, mas ininterrupto. Produzem um grande volume de urina e as fezes são amareladas, líquidas, moles e abundantes. Há uma tendência ao suor excessivo. A temperatura corporal pode ser um pouco alta, e mãos e pés costumam ser quentes. As pessoas *pitta* não toleram bem a luz do sol, o calor ou o trabalho árduo.

Australianos não aborígenes costumam ter pele clara e muitas vezes sardenta, cabelo loiro-avermelhado e olhos claros. A maioria dos australianos é tipo *pitta,* o que significa que a luz UV penetra mais fundo em sua pele do que entre aqueles que têm a pele mais escura ou são dos tipos *vata* ou *kapha.*

Além disso, muitos australianos gostam de beber cerveja, que tem um forte efeito diurético e tira água da pele, deixando-a desprotegida dos raios de calor. As duas coisas são fatores de risco de dano às células cutâneas.

O corpo humano é composto de 75% de água e 25% de matéria sólida. Para nutrir, eliminar resíduos e regular todas as funções do corpo, nós precisamos de água. Muitas sociedades modernas, no entanto, não enfatizam mais a importância de beber água como o "nutriente" mais importante de todos. Grupos populacionais inteiros estão substituindo a água por chá, café, álcool e outras bebidas industrializadas. Muitas pessoas não percebem que o sinal natural de sede do corpo é um indício de que requer água potável pura e simples. Em vez disso, optam por outras bebidas acreditando que isso satisfará as exigências corporais por água. Essa é uma falsa crença.

É verdade que bebidas como chá, café, vinho, cerveja, refrigerantes e sucos contêm água, mas também contêm cafeína, álcool, açúcar, adoçantes artificiais ou outras substâncias que agem como fortes desidratantes. Quanto mais você consome essas bebidas, mais desidratado fica, porque os efeitos que elas criam no corpo são exatamente opostos àqueles produzidos pela água. Bebidas com cafeína, por exemplo, acionam respostas ao estresse com fortes efeitos diuréticos (causando uma urinação intensa, a princípio). Bebidas com adição de açúcar aumentam drasticamente os níveis de açúcar no sangue, o que também gasta grandes quantidades de água celular. O consumo regular dessas bebidas resulta em desidratação crônica, um fator comum em toda crise de toxicidade.

Não há um motivo prático nem racional para tratar uma doença (crise de toxicidade) com drogas sintéticas ou até com medicamentos e métodos naturais antes de se atender primeiro à necessidade de hidratação do corpo. As drogas e outras formas de intervenção médica podem ser perigosas para a fisiologia humana, em grande parte, por causa de seus efeitos desidratantes. Muitos pacientes hoje sofrem da "doença da sede", um estado de desidratação progressivo em certas áreas do corpo. Incapaz de remover toxinas dessas partes em decorrência do suprimento insuficiente de água, o corpo enfrenta as consequências de seus efeitos destrutivos. A falta de reconhecimento dos aspectos mais básicos do metabolismo da água em nosso corpo pode ser considerada responsável por provocar uma doença quando, na verdade, é o clamor urgente do corpo por água.

Os *melanócitos* da nossa pele secretam *melanina* quando expostos à luz solar. A *melanina* é o pigmento escurecedor protetor da pele, cuja presença nós chamamos de bronzeamento. Os tipos *pitta* são muito sensíveis ao calor, e seus corpos logo lhes dirão se a quantidade de *melanina* produzida não é o suficiente para protegê-los de queimaduras.

Os tipos *pitta,* portanto, *não* deveriam usar protetores solares. Bloquear o UVB pode ser desastroso para sua pele. Bloquear UVA e UVB juntos pode enfraquecer a síntese adequada de vitamina D e descontrolar as funções mais básicas no organismo.

O efeito adverso do protetor solar nessas pessoas é algo equivalente a tomar um analgésico depois de um estiramento muscular. Embora o analgésico consiga reduzir a dor, ele não tem nenhum efeito terapêutico sobre a condição clínica primária – o estiramento. Em vez disso, o analgésico dá à pessoa a falsa sensação de que o problema está resolvido. Ela então vai fazer algum trabalho manual/físico, quando na realidade deveria estar descansando o músculo para que ele cure. A questão é que o dano continua sem ser verificado e notado, como se estivesse mascarado pela ação do analgésico.

Também deve ser levado em conta que os tipos *pitta* são os primeiros a reagirem na presença de substâncias químicas nocivas e venenos, desenvolvendo múltiplas sensibilidades químicas e alergias.

Se os *pittas* se expuserem ao sol diretamente (evitando o sol no período entre 10 horas da manhã e 3 horas da tarde) por apenas alguns minutos por dia, logo conseguirão aumentar sua exposição corporal a um máximo de 20 minutos por dia sem ter quaisquer sinais de avermelhamento. O processo é gradual e muito recompensador. A pele melhorará e a produção de *melanina* aumentará. Essa exposição ao sol lhes dará luz UV suficiente para permanecerem saudáveis, desde que **não** usem mecanismos e soluções que alterem ou filtrem a luz, incluindo protetores solares ou óculos escuros. Expor sua pele ao sol sob a influência de álcool e outros diuréticos, como café, chá e refrigerantes, aumenta muito a chance de danificar a pele.

Capítulo 9

Sem Sol, Sem Saúde!

Uma rotina balanceada de luz solar, que varia de acordo com o biotipo corporal e a cor da pele, inclui todas as várias bandas de frequência de luz ultravioleta chegando à Terra. Aliada a alimentos nutritivos e um estilo de vida equilibrado, a luz solar ainda oferece a melhor proteção contra todos os tipos de doenças. Pesquisas de todo o mundo demonstraram que a exposição à luz ultravioleta é provavelmente o método de cura mais abrangente e impressionante que existe.

Com todos os tremendos benefícios que a luz solar provou ter sobre nós, é realmente surpreendente que a maioria dos doentes no mundo ainda confie em medicamentos caros e venenosos que não nos beneficiam tanto.

A medicina moderna se tornou perigosa porque muitos a usam para propósitos egoístas e para lucrar com as doenças das pessoas. É um fato conhecido que todos os trabalhadores do setor da saúde, entre eles os médicos, engajam-se em práticas de pagamentos de comissões ou partilha de honorários para explorar pacientes. Há inúmeros medicamentos vendidos no mercado completamente desnecessários e inúteis. Médicos prescrevem remédios caros para ganhar comissão. Sabe-se que 60% das falências renais se devem ao uso de drogas. Muitos analgésicos induzem ao câncer. Vários medicamentos têm efeitos colaterais, em curto e longo prazo, e em alguns casos duram uma vida inteira. Para uma simples febre viral e resfriado comum não há um remédio específico eficaz. O uso de remédios vagos e potentes diminui a imunidade natural e a condição do paciente pode simplesmente piorar. Sabe-se que usar cortisona e outros medicamentos diminui a imunidade em pacientes com asma. Também não há nenhum medicamento definitivo na alopatia para o tratamento da icterícia comum.

Apesar dos óbvios riscos dos medicamentos modernos, o simples fato de eles terem tanto sucesso no mercado apenas prova que os pacientes são totalmente enganados pelas pessoas em quem mais deveriam acreditar - seus médicos.

Chegou a hora de entrar na era da consciência e perceber como é prejudicial recorrer aos meios mais artificiais de alívio das doenças. É bem melhor lembrar e se beneficiar dos remédios naturais, saudáveis, leves e capazes de salvar vidas presentes no nosso meio ambiente. As melhores coisas na natureza vêm de graça. Há bastante luz solar. Nós apenas temos que preservar nossa saúde com seu uso adequado e realmente útil!

A seguir, estão alguns exemplos do que a luz ultravioleta do sol pode fazer por você:

A luz ultravioleta

- Melhora as leituras do eletrocardiograma.
- Diminui a pressão sanguínea e a frequência cardíaca de descanso.
- Melhora o débito cardíaco.
- Reduz o colesterol, se necessário.
- Aumenta as reservas de glicogênio no fígado.
- Equilibra o açúcar no sangue.
- Aumenta a energia, a resistência e a força muscular.
- Melhora a resistência corporal a infecções em razão de um aumento de linfócitos e do índice fagocítico (o número médio de bactérias ingeridas por leucócitos do sangue do paciente).
- Eleva a capacidade de transporte de oxigênio do sangue.
- Aumenta os hormônios sexuais.
- Melhora a resistência da pele a infecções.
- Eleva a tolerância ao estresse e reduz a depressão.

A luz solar não só purifica a água do mar até uma profundeza de 3,6 metros, como também desinfeta a pele de germes danosos.

A irradiação ultravioleta germicida ou IUVG é um método de esterilização que usa a luz ultravioleta (UV) para desmembrar microrganismos. Essa forma de radiação UV é usada na indústria para purificar e esterilizar alimentos, água, ar e instrumentos. A IUVG utiliza o comprimento de onda curto de UV que é prejudicial às formas de vida no nível micro-orgânico. É eficaz em destruir os ácidos nucleicos nesses organismos para que seu DNA seja separado pela radiação UV. Isso remove suas capacidades reprodutivas e os mata. O comprimento de onda da luz UV que causa esse efeito é raro na Terra, pois a atmosfera o bloqueia. Usar um aparelho de IUVG em certos ambientes, como circuladores de ar ou sistemas de água, cria um efeito mortal em microrganismos, como patógenos, vírus e bolores que estão nesses locais. Aliada a um sistema de filtragem, a IUVG pode remover microrganismos perigosos desses ambientes.

Não existem microrganismos conhecidos por serem resistentes ao UV, ao contrário do que acontece com o uso da cloração. A luz UV é reconhecida como altamente eficaz contra bactérias, vírus, algas, bolores e leveduras, além de oocistos de *Cryptosporidium* e *Giardia*, que provocam doenças. Na prática, vírus e bactérias são a causa da maioria das principais doenças provocadas por patógenos presentes na água. Dentre esses enterovírus, demonstrou-se que o vírus da hepatite e a *Legionella pneumophila* sobrevivem por períodos consideráveis na presença do cloro, mas são eliminados na hora com o tratamento por UV. No caso da maioria dos microrganismos, a eficiência do UV na remoção de contaminantes microbiológicos, tais como bactérias e vírus, excede em geral 99,99%. Especificamente, os seguintes são removidos em uma eficiência de mais de 99,99%: *E-coli*, *Salmonella typhi* (febre tifoide), *Salmonella enteritidis* (gastroenterite), *Vibrio cholerae* (cólera), *Mycobacterium tuberculosis* (tuberculose), *Legionella pneumophila* (doença dos legionários), vírus influenza, poliovírus e o vírus da hepatite A (mais de 90%).

Quanto mais longo for o comprimento de onda ultravioleta, mais fundo ela penetra na pele. Em 290 nm (um nanômetro ou 1 é igual a um bilionésimo de um metro), aproximadamente 50% da luz ultravioleta penetra um pouco mais do que as camadas superficiais da pele, ao passo que em 400 nm, 50% atinge as camadas mais profundas. Os raios de alcances mais profundos podem penetrar até o cérebro.

O corpo humano foi criado para absorver a luz UV por motivos muito bons; caso contrário, nós teríamos nascido com um protetor solar natural absoluto para a luz UV na nossa pele e nos nossos olhos. Um dos motivos mais importantes é que a radiação UV é necessária para a divisão celular normal. A falta de luz UV perturba o crescimento celular normal, o que pode levar ao câncer, como confirmado pela pesquisa da Dra. Shaw.

O uso de óculos solares, incluindo óculos de grau refletores de UV e lentes de contato, é corresponsável por certas doenças oculares degenerativas, como a degeneração macular.

A maioria das pessoas que usam óculos escuros relata uma visão constantemente enfraquecida. A solução para esse problema é simples: pare de usá-los ou comece a reduzir o uso dos seus óculos escuros. Você logo descobrirá que seus olhos estão aos poucos se acostumando à luz solar de novo.

Há outras formas de melhorar a visão e reduzir a sensibilidade à luz solar. Elas incluem principalmente exercícios oculares, uma boa nutrição (consistindo na maior parte em alimentos alcalinizantes), além de evitar o estresse ocular e não ficar muitas horas assistindo à televisão.

Nosso estilo típico de viver em ambientes fechados, aliado a uma estimulação excessiva por meio de alimentos e bebidas acidificantes, os efeitos de aumento do colesterol e desidratantes da televisão, e vários outros fatores de estresse são causas suficientes de danos às células corporais, incluindo aquelas que compõem os olhos.

O sol é importante para nossa saúde ocular. A luz solar nos permite fabricar a vitamina D de que precisamos. Olhos privados da luz solar ficam pálidos e sem vida. A sensibilidade extrema à luz do sol é chamada de fotofobia. Pessoas que são sensíveis à luz e ao brilho costumam resolver seu problema usando óculos escuros. Mas essa é uma solução ou uma medida paliativa?

Óculos de sol impedem que nossos olhos recebam luz solar de forma adequada e causam uma sensibilidade à luz ainda maior. Quanto mais os usamos, mais sensíveis à luz ficamos. Assim se desenvolve um círculo vicioso!

Ao *solarizar* nossos olhos à luz do sol, podemos reduzir nossa sensibilidade à luz e aguçar nossa visão. Muitas pessoas relataram que a visão melhorou depois dessa exposição – que é um exercício simples para os olhos. O exercício deve ser feito de preferência de manhã cedo ou no final da tarde. Faça por uma duração moderada em cada sessão. Você não precisa solarizar seus olhos até que fiquem queimados pelo sol. O procedimento é simples. Feche os olhos e vire o rosto diretamente para o sol. Mexa sua cabeça devagar para a esquerda e para a direita para deixar a luz solar incidir em cada parte de sua retina.

Ao impedir a entrada da tão necessária luz UV com regularidade (até crianças e alguns animais domésticos usam óculos escuros hoje em dia), os olhos não conseguem se reparar adequadamente e substituir as células oculares mortas.

O aumento da incidência de cegueira e doenças oculares no mundo industrializado pode ser resultado, em grande parte, da informação errônea de que o sol é perigoso. Saiba, por favor, que em partes ensolaradas do planeta, quase todo mundo usa óculos de sol atualmente. Isso pode muito bem ser a causa para o aumento das cataratas nesses locais. Pode haver também outros fatores envolvidos, como má nutrição (a diarreia pode levar a uma desmineralização grave), fumo, poluição e dieta pobre em nutrientes. Sabe-se que uma doença não tem apenas uma única causa. É o efeito cumulativo de agentes ambientais nocivos, além de nossos hábitos e práticas – alimentares, comportamentais, etc. Para manter os olhos saudáveis, deixe entrar neles luz solar direta e indireta o suficiente, de preferência não menos do que uma hora por dia.

O motivo pelo qual tantas pessoas se sentem atraídas por estar sob o sol ou anseiam por isso quando ele não brilha é inerente ao instinto natural do corpo de se expor às propriedades curativas e purificadoras da luz solar. O corpo é mais inteligente do que imaginamos.

Ainda que acreditemos que a mente governa o corpo, não devemos esquecer que o corpo também afeta a mente. Os dois funcionam em conjunto, sincronizados como uma unidade, e não devem ser reduzidos a dois elementos individuais. Devemos respeitar nossa inteligência corporal inata. Sem ser levado por engano à superexposição por filtros solares "protetores", o corpo saberá naturalmente quanta luz solar é boa para seu desenvolvimento balanceado. E mesmo se as circunstâncias levarem à queimadura solar, o corpo humano estará perfeitamente equipado para lidar com isso. A interferência química nesse processo de autoproteção, no entanto, pode ter consequências graves.

Ao usar com regularidade qualquer uma das seguintes drogas ou substâncias químicas interna ou externamente, tanto a pele como os olhos se tornam supersensíveis à luz solar, e a pele pode se queimar com gravidade, mesmo depois de alguns minutos de exposição.

Entre essas substâncias estão agentes antibacterianos, como sulfa, os supramencionados Pabas e outros ingredientes de loções solares, medicamentos hipoglicêmicos usados por diabéticos, diuréticos utilizados para o controle da pressão alta, tranquilizantes e antidepressivos, antibióticos de amplo espectro, o medicamento antiarrítmico quinidina, usado para conter os ritmos cardíacos anormais, compostos antissépticos halogenados utilizados em cosméticos, muitos tipos de sabonetes, ingredientes sintéticos usados na maioria dos produtos de beleza comerciais, e anti-histamínicos utilizados para tratar resfriados e alergias.

Além disso, cálculos no duto hepático o impedem de desintoxicar suficientemente as drogas farmacêuticas, o álcool e outras substâncias nocivas. Há mais de mil drogas e substâncias químicas capazes de causar dano ao fígado. Os termos "doença hepática induzida por fármacos", "hepatotoxicidade medicamentosa" e "hepatite medicamentosa" são usados para descrever esses casos nos quais uma medicação ou substância química causou danos ao fígado. A lesão medicamentosa no fígado pode responder por até 10% dos casos de hepatite em adultos no geral, 40% dos casos de hepatite em adultos acima de 50 anos de idade e 25% dos casos de falência hepática fulminante.

Um fármaco deve passar por um processo rigoroso – conhecido como teste clínico – antes de ser classificado como seguro ao consumo.

Esses testes são realizados com um grupo cuidadosamente selecionado de pessoas que atenderam a uma longa lista de critérios para poderem participar do teste do medicamento. No entanto, depois de a FDA aprovar um determinado fármaco, um grupo de pessoas ainda maior e mais variado o tomará. Esse grupo mais diversificado pode ter problemas médicos adicionais que não tinham sido encontrados durante os testes da medicação. Por isso, descobre-se às vezes que uma droga, a princípio considerada segura, causa uma lesão hepática grave. Na verdade, a lesão hepática induzida por fármacos é o motivo mais comum para a retirada do mercado de um medicamento aprovado pela FDA. Dois exemplos de drogas retiradas do mercado por causa de lesões graves no fígado são Duract (bronfenaco de sódio), um anti-inflamatório não esteroide, e Rezulin (troglitazona), um medicamento para diabetes.

Como todas as medicações são processadas pelo menos até certo grau pelo fígado, pessoas com doenças hepáticas devem saber quais medicamentos podem causar danos ao órgão, quais podem piorar uma doença hepática preexistente e quais são seguros para tomar. É o trabalho do fígado desintoxicar quaisquer substâncias potencialmente danosas ao corpo. Um fígado já danificado e enfraquecido terá muito mais trabalho do que um saudável para realizar essa tarefa. Quando um doente hepático ingere uma droga potencialmente hepatotóxica, isso impõe um esforço adicional ao fígado e pode resultar em uma lesão ainda maior, evoluindo até a falência hepática. Mesmo pessoas com um fígado saudável podem desenvolver doença hepática como consequência da ingestão de um medicamento ou fármaco tóxico.

Uma droga específica pode causar danos ao fígado por muitos motivos. Primeiro, há alguns medicamentos intrinsecamente tóxicos ao fígado. Eles podem causar lesão hepática quando o medicamento é tomado em uma dosagem que exceda a recomendada. Essa forma de hepatotoxicidade medicamentosa é chamada "dose-dependente".

Quanto mais a dosagem tomada exceder a dose recomendada, maior a probabilidade de o medicamento causar lesão ao fígado. Drogas nessa categoria costumam ser quebradas pelo sistema enzimático citocromo P450. Sob circunstâncias normais, esse sistema enzimático costuma converter substâncias tóxicas em não tóxicas. Entretanto, em situações de hepatotoxicidade medicamentosa, acontece o contrário. Um medicamento não hepatotóxico é quebrado em subprodutos hepatotóxicos. Esses derivados causam danos ao fígado quando começam a se acumular. Um exemplo de uma droga dessa categoria é o analgésico usado contra dores de cabeça e dores leves, o acetaminofeno, mais conhecido como paracetamol (Tylenol). As drogas nessa categoria também podem causar lesão hepática se ingeridas em excesso em combinação com outra substância hepatotóxica, como álcool.

Segundo, algumas drogas podem ativar uma reação idiopática (uma hipersensibilidade inesperada), semelhante a uma reação alérgica, mesmo que uma dose normal da substância tenha sido ingerida. Essa reação não está relacionada com a quantidade de droga ingerida, além de a lesão hepática resultante ser imprevisível. Esse tipo de hepatotoxicidade medicamentosa costuma ser acompanhada por fadiga, febre e coceira. Desenvolve-se, em geral, depois de a pessoa ter iniciado a ingestão do medicamento há algumas semanas. Um exemplo de uma droga nessa categoria é o anticonvulsionante fenitoína (Dilantin).

Por fim, muitos fatores aumentam a suscetibilidade de uma pessoa a um fármaco potencialmente hepatotóxico. Alguns deles estão sob o controle da pessoa, como o fumo e o consumo excessivo de álcool. Mas outros fatores não podem ser alterados. Entre eles, estão a idade avançada e ser do gênero feminino. Muitos dos fatores relevantes, tanto alteráveis como permanentes, estão listados a seguir.

- Idade. Adultos são mais propensos à lesão hepática causada por certas drogas hepatotóxicas, tais como a isoniazida, um medicamento usado para tratar tuberculose.
- Gênero. Mulheres são mais suscetíveis do que os homens à maioria das formas de doença hepática induzida por droga – principalmente aquelas que podem causar hepatite crônica, como a metildopa (Aldomet) – um fármaco usado para tratar a hipertensão (pressão alta).

- Genética. Algumas pessoas têm geneticamente uma baixa capacidade de quebrar as drogas hepatotóxicas em subprodutos seguros, tais como a fenitoína (Dilantin) – usada para tratar convulsões.
- Dose. Quanto maior a dose, maior o risco de toxicidade hepática. Isso vale para drogas como o acetaminofeno (Tylenol), que são por natureza potencialmente tóxicas ao fígado.
- Duração. No caso de algumas drogas, como o metotrexato (um tipo de quimioterápico), quanto mais o medicamento for usado, maior é a probabilidade de dano hepático ou até cirrose.
- Dano renal. Pessoas com mau funcionamento dos rins são mais propensas à hepatotoxicidade por algumas drogas, como a tetraciclina – um antibiótico.
- Álcool. O consumo de álcool aumenta a hepatotoxicidade de certas drogas, como o acetaminofeno.
- Cigarro. O fumo aumenta a hepatotoxicidade de certas drogas, como o acetaminofeno.
- Interações medicamentosas. Tomar dois fármacos em combinação pode aumentar muito a probabilidade de dano hepático comparado a tomar apenas uma.
- Hepatite C. A presença de hepatite C pode aumentar o potencial hepatotóxico de certas drogas, como o anti-inflamatório não esteroide (Aine) ibuprofeno (Motrin), bem como certos medicamentos usados no tratamento do HIV.
- HIV. A presença do HIV (o vírus causador da Aids) aumenta a probabilidade de hepatotoxicidade de certos fármacos, tais como sulfametoxazol + trimetoprima (Septra).
- Artrite reumatoide (AR) e lúpus eritematoso sistêmico. Pessoas com essas doenças autoimunes são mais propensas aos efeitos hepatotóxicos do ácido acetilsalicílico (aspirina), do que pessoas sem essas doenças.
- Obesidade. A obesidade aumenta a suscetibilidade da lesão hepática induzida por halotano. (O halotano é um tipo de anestésico).

- Condição nutricional. O jejum ou uma dieta rica em proteína podem aumentar a susceptibilidade da pessoa à lesão hepática induzida por acetaminofeno.

Qualquer agente tóxico que o fígado não consegue remover do sangue vai parar nos rins e na pele. Nefrologistas e outros profissionais da saúde precisam estar cientes de que, em alguns pacientes, certas medicações e preparações para exames de diagnóstico podem causar danos aos rins, de acordo com uma atualização clínica especial apresentada no 40º Encontro Anual e Exposição Científica da Sociedade Americana de Nefrologia.

As quatro apresentações nessa Conferência de Nefrologia Clínica especial chamam a atenção para várias complicações renais "iatrogênicas" (causadas por tratamentos médicos ou exames) reconhecidas recentemente. Alguns dos problemas estão relacionados a produtos muito usados, incluindo os bifosfonatos usados para tratar osteoporose e a solução para "preparo intestinal" utilizados na colonoscopia.

O Dr. Daniel W. Coyne da Escola de Medicina da Universidade de Washington, em St. Louis, discute o risco de complicações renais associadas com o uso dos bifosfonatos. Há um aumento de evidências sugerindo que, em algumas circunstâncias, esses fármacos largamente usados contra a osteoporose podem causar certos tipos de danos renais. Os riscos aumentam com tipos de bifosfonatos "contendo nitrogênio", e podem depender do paciente e da dose total com o tempo. Felizmente, o dano renal costuma ser reversível depois da interrupção do tratamento com o bifosfonato.

Apesar desses riscos, os bifosfonatos ainda são usados com o propósito de tratar a taxa elevada de osteoporose em pacientes com doença renal. Estudos recentes sugeriram até que os bifosfonatos podem desacelerar o acúmulo de depósitos de cálcio nos vasos sanguíneos de pacientes em hemodiálise.

Quando os sistemas excretores básicos renal e hepático entram em falência, a pele, por ser uma rota alternativa para a excreção de substâncias indesejáveis, automaticamente suporta o ataque da toxicidade sistêmica.

Uma vez sobrecarregada com essas toxinas internas altamente acidificantes, a pele fica vulnerável aos elementos naturais, inclusive à luz solar. Câncer de pele e catarata só ocorrem quando o fígado está sobrecarregado.

É muito mais fácil tratar a causa de um problema físico do que eliminar seus sintomas. Se você estiver tomando algum dos medicamentos citados e quer tratar a causa em vez do efeito de uma doença, veja com seu médico como retirá-los gradativamente, limpar seus órgãos de eliminação e, ao mesmo tempo, comece a expor seu corpo ao sol, iniciando com um ou dois minutos e aumentando alguns minutos por dia. Tome o cuidado de não queimar a pele. Se usar óculos escuros, exponha seus olhos à luz natural por tanto tempo quanto for confortável. Tente restringir seu uso a apenas quando o brilho for refletido na neve ou na estrada. Aos poucos, você se desapegará dos óculos escuros e não mais precisará deles. Para evitar a desidratação da pele, beba água antes e depois da exposição ao sol.

Capítulo 10

A Luz Solar Previne Câncer, Esclerose Múltipla, Doença Cardíaca, Artrite, Diabetes...

De acordo com um estudo publicado na ilustre revista *Cancer* (março de 2002; 94: 1867-75), a exposição insuficiente à radiação ultravioleta pode ser um importante fator de risco para o câncer na Europa Ocidental e na América do Norte.

As descobertas, cobrindo as taxas de mortalidade por câncer na América do Norte, contradizem diretamente a recomendação oficial sobre a luz solar. A pesquisa demonstrou que as mortes por uma variedade de cânceres dos sistemas reprodutivo e digestório eram aproximadamente duas vezes mais elevadas em New England do que no sudoeste, apesar de pouca variação na dieta entre as duas regiões. Um exame realizado em 506 regiões verificou uma correlação inversa próxima entre a mortalidade por câncer e os níveis de luz UVB.

O mecanismo mais provável, proposto por cientistas, para um efeito protetor da luz solar é a vitamina D, sintetizada pelo corpo quando exposta a raios ultravioleta B. De acordo com o autor do estudo, Dr. William Grant, as partes setentrionais dos Estados Unidos podem ficar tão escuras durante os meses de inverno que a síntese de vitamina D é completamente interrompida. Embora o estudo foque principalmente americanos brancos, concluiu-se também que a mesma tendência geográfica afeta americanos negros ou de pele mais escura, cujas taxas gerais de câncer são muito mais elevadas. Como explicado antes, pessoas de pele mais escura precisam de mais luz solar para sintetizar a vitamina D. O estudo mostrou pelo menos 13 doenças malignas afetadas pela falta de luz solar, em grande parte cânceres dos sistemas reprodutivo e digestório. A correlação inversa mais forte é com os cânceres de mama, cólon e ovário, seguidos pelos tumores de bexiga, útero, esôfago, reto e estômago.

O que é a vitamina D?

A vitamina D, calciferol, é uma vitamina solúvel em gordura. Pode ser obtida a partir de certos gêneros alimentícios, mas é sintetizada no corpo principalmente depois da exposição aos raios ultravioleta do sol.

A vitamina D existe em diferentes formas. Aquela obtida pela exposição solar, alimentação e suplementos é biologicamente inerte e deve passar por duas reações de hidroxilação para ser ativada no corpo. O calcitriol (1,25-Dihidroxicolecalciferol) é a forma ativa da vitamina D encontrada no corpo.

A principal função biológica da vitamina D é manter níveis sanguíneos de cálcio e fósforo normais. A vitamina D auxilia na absorção do cálcio e promove a mineralização óssea em conjunto com outras vitaminas, sais minerais e hormônios.

A vitamina D pode ser adquirida pela exposição à luz solar ou por ingestão alimentar. A luz solar é a fonte mais importante para a síntese dessa vitamina. Os raios ultravioleta (UV) da luz do sol acionam a síntese de vitamina D na pele. Alimentos fortificados são as principais fontes alimentares de vitamina D.

A maioria das pessoas sabe da importância da vitamina D na manutenção de ossos saudáveis. O que elas não conseguem perceber é que a função da vitamina D não se limita apenas à prevenção de doenças/complicações ósseas. A vitamina D também previne várias outras doenças – as autoimunes, como a artrite reumatoide (AR), a esclerose múltipla (EM), a diabetes melito (DM), cânceres, doença cardíaca, etc.

Vitamina D e esclerose múltipla:

Há poucos tratamentos eficazes para o problema neurológico chamado esclerose múltipla. Pacientes tendem a piorar progressivamente e muitas vezes terminam em cadeiras de rodas, incapazes de realizar sozinhos até as mais simples tarefas. Mas um novo estudo está demonstrando que um tratamento efetivo está ao alcance de todos – na forma da mais barata e até mesmo GRATUITA vitamina D.

A esclerose múltipla é uma doença devastadora com poucas opções de tratamento além da esperança. Costuma aparecer em jovens e deixa o doente incapaz de cuidar de si quando deveria estar na plenitude de sua vida. Recebe esse nome pela aparência "esclerosada" que a camada adiposa externa da medula espinhal, a bainha de mielina, tem quando vista em exames de imagem. Esses fragmentos desaceleram – e até interrompem – as transmissões elétricas do cérebro para o resto do corpo e vice-versa. Com o tempo, a força e o movimento diminuem até serem completamente perdidos.

Os tratamentos para esclerose múltipla não funcionaram muito bem, mas fabricantes de remédios e pesquisadores estão sempre tentando desenvolver novos tratamentos para, se não curar a doença, pelo menos dar aos pacientes alívio para seus sintomas. Como sempre, descobre-se que alguns tratamentos medicamentosos que pareciam promissores têm graves consequências, tais como infecções cerebrais, com a droga Rituximabe, e um aumento no câncer com uma classe de drogas chamada interferons Beta!

Os interferons têm sido muito usados para o tratamento da EM, uma doença neurológica, por quase uma década, e estão disponíveis, com o acetato de glatirâmero, para esse uso gratuitamente em muitos serviços de saúde nacionais. No entanto, a efetividade em longo prazo das duas drogas não foi confirmada, e quaisquer efeitos benéficos não devem compensar seus efeitos colaterais e alto custo.

Em uma análise dos testes conduzidos até agora sobre o uso do interferon com a forma remitente-recorrente da EM, o medicamento teve um efeito protetor "modesto" durante o primeiro ano de tratamento. No entanto, os resultados não puderam ser determinados no segundo ano em razão dos pontos fracos do teste, incluindo as altas taxas de desistência e pouco ou nenhum acompanhamento dos pacientes, e diferenças no registro dos métodos.

Os efeitos colaterais foram mais fortes entre pacientes que tomaram interferon do que entre aqueles tomando placebo. Sintomas parecidos com os de uma gripe foram comuns e a ocorrência de leucopenia, linfocitopenia, trombocitopenia e enzimas hepáticas elevadas no sangue foi maior do que no grupo controle.

Os cientistas concluem que, embora o interferon possa ter um efeito modesto durante o primeiro ano de tratamento, sua efetividade além desse ano é desconhecida. Apesar disso, os pacientes costumam ser tratados com interferon por períodos longos. Cientistas afirmam que a efetividade da droga deveria ser avaliada.

No entanto, parece que pacientes com EM não precisam mais fazer essa escolha. Um novo estudo demonstra que aqueles tomando doses BEM altas de vitamina D, em uma média de aproximadamente 14 mil UIs por dia, preveniam as frequentes recaídas que ocorrem com a doença. Essas altas doses de vitamina D ajudaram muito os pacientes no estudo a manter seu nível atual de capacidade com praticamente nenhum efeito colateral. É um pouco desconcertante o fato de alguns pesquisadores alertarem outros pacientes de EM a não tomar mais do que 4 mil UIs de vitamina D por dia até se verificar a segurança do tratamento.

Isso é desconcertante por dois motivos: 1) porque as dosagens muito menores de 4 mil UIs usadas no estudo não demostraram absolutamente nenhum benefício; e 2) porque vários estudos já demonstraram que a dose elevada de vitamina D é segura. De fato, a Universidade de Toronto, a instituição de pesquisa por trás desse estudo, declarou previamente em uma investigação diferente que "não há evidência de efeitos adversos por tomar 10 mil UIs de vitamina D por dia".

Mas, mesmo se você estiver cético quanto a tomar altas doses de vitamina D em comprimido, em que há uma chance de excesso, pode conseguir uma dose alta de vitamina D de graça apenas expondo sua pele à luz solar. Se você tiver a pele clara e expuser a maior parte de seu corpo à luz solar direta pela quantidade do tempo que leva para sua pele ficar um pouquinho rosada, você suprirá até 20 mil UIs de vitamina D. O interessante é que embora o corpo supra uma quantidade tão grande de vitamina D de uma vez só, nunca houve o registro de uma overdose de vitamina D por tomar sol demais.

Embora esse possa ser o primeiro estudo a demonstrar a eficácia da vitamina D para prevenir recaídas de EM, já existe precedente para o uso da vitamina D na doença. Para começo de conversa, várias pesquisas demonstraram que níveis mais elevados de vitamina D são eficazes em prevenir a esclerose múltipla. Outro estudo demonstrou que o número de áreas esclerosadas na medula espinhal poderia ser reduzido pela METADE usando a mesma dose elevada de vitamina D utilizada nesse estudo!! Na verdade, pesquisadores da vitamina D, como Oliver Gilley, que fez amplos estudos sobre a taxa elevada de esclerose múltipla na Escócia, têm recomendado níveis mais altos de vitamina D há anos para afastar essa doença evitável.

Então, enquanto pesquisadores de medicamentos continuam a buscar os últimos e melhores tratamentos medicamentosos, a Grã-Bretanha solicita ao seu primeiro-ministro dedicar milhões de libras para a pesquisa de células-tronco e a Sociedade para a Esclerose Múltipla do Canadá cria novos centros de treinamento concebidos para "conduzir pesquisa sobre a EM por meio do treinamento da próxima geração de pesquisadores da EM", a "próxima geração" para a prevenção e o tratamento dessa doença "incurável" está bem diante de nós – aqui, agora. Embora você tenha de pesar os riscos e benefícios de conseguir sua vitamina D pelo sol, esse tratamento seguro e efetivo para a esclerose múltipla é completamente gratuito e não requer plano de saúde.

De acordo com um estudo, mulheres que tomam suplementos de vitamina D por meio de multivitamínicos têm 40% menos probabilidade de desenvolver esclerose múltipla (EM) do que mulheres que não tomam. O estudo, que envolveu 187.563 mulheres, é o primeiro teste a questionar se a EM é causada pela falta de luz solar, que impede o corpo de produzir sua própria vitamina D.

Pesquisadores examinaram dados coletados de dois grandes estudos envolvendo mulheres, um deles um estudo de 20 anos e o outro; de 10 anos. As dietas das participantes e o uso de suplementos multivitamínicos foram avaliados no início do estudo e depois novamente a cada quatro anos. Das 187.563 mulheres participantes da pesquisa, 173 desenvolveram EM durante ela.

Pesquisadores dividiram o grande grupo de mulheres em grupos menores com base no uso de vitamina D. O estudo constatou que o risco de desenvolver a EM era menor tanto naquelas com ingestões elevadas de vitamina D por meio de suplementos (400 UI ou mais por dia) quanto naquelas com altas ingestões de vitamina D por intermédio de suplementos e alimentos. No entanto, o estudo também sugeriu que as participantes cuja ingestão de vitamina D foi apenas alimentar não tiveram nenhum risco menor de desenvolver EM.

Continuam a aumentar as evidências demonstrando que um pouco de vitamina D pode fazer muito mais do que construir ossos fortes. Sabemos há algum tempo que a vitamina D pode afetar a função do sistema imunológico, o que poderia explicar por que beneficia essa condição autoimune.

Embora a maioria dos pacientes de EM tenha uma duração de vida normal, a doença, que faz o sistema imunológico atacar as células do corpo considerando-as "estranhas", causa mudanças na visão e fraqueza muscular em suas vítimas. A EM pode progredir em um ritmo regular ou as crises agudas podem ser acompanhadas por uma remissão temporária dos sintomas.

Nós precisamos de quantidades adequadas de vitamina D para manter a atividade e o crescimento celular sob controle. Quando o corpo tem uma carência desse nutriente crucial - mais conhecido por vir da luz solar -, as células podem enlouquecer, ficar ativas em excesso ou se multiplicar rápido demais. Esses resultados não surpreendem tanto, embora se saiba bem que quem vive em latitudes maiores, onde há menos exposição solar, tem um maior risco de desenvolver EM. Por outro lado, se você mora em um lugar com um clima ensolarado onde a vitamina D possa ser absorvida com facilidade da luz solar o ano todo nos seus primeiros 10 anos, isso imprime em você um risco menor de EM que pode durar a vida toda.

Em um estudo exploratório recém-publicado, verificou-se uma redução na mortalidade por esclerose múltipla (EM) com a exposição à luz solar. Dependendo do grau de exposição, o risco de morte por EM foi reduzido a até 76%. Nenhuma teoria sobre o mecanismo de ação preciso nessa redução foi proposta pelos autores. (*Occup Environ Med* 2000; 57: 418-421.)

Crianças e adolescentes com uma alta exposição solar tiveram uma redução no risco de esclerose múltipla (EM) mais tarde na vida. Pesquisadores concluíram que uma exposição insuficiente à radiação ultravioleta ou à vitamina D poderia, portanto, aumentar o risco de EM. Outros estudos tiveram resultados semelhantes, indicando que a radiação ultravioleta pode ser benéfica contra a esclerose múltipla.

A exposição solar durante a infância e o início da adolescência parecia ser mais eficaz contra a EM, segundo o que os pesquisadores verificaram. Depois, uma alta exposição solar durante os meses de inverno, quando ocorre a exposição mínima à radiação ultravioleta e à vitamina D, foi particularmente importante na redução do risco da EM. (*British Medical Journal*, 9 de agosto de 2003; 327: 316.)

Vitamina D e doença cardíaca:

Pesquisadores belgas parecem ter sido os primeiros a demonstrarem que a vitamina D (colecalciferol) simples, natural e barata diminui a Proteína C Reativa (PCR), uma medição da inflamação no corpo, em doentes graves.

Até mesmo pequenas quantidades de vitamina D, aproximadamente 500 UIs, diminuíram a inflamação em mais de 25% em um pequeno grupo de pacientes graves. Outro marcador de inflamação (IL-6) foi reduzido ainda mais. Os pesquisadores também verificaram que doentes graves tinham uma carência profunda em vitamina D.

Em outro estudo, os pesquisadores descobriram que a deficiência de vitamina D está associada ao aumento da inflamação em pessoas até então saudáveis. Uma inflamação maior no corpo pode aumentar o risco de condições inflamatórias crônicas, incluindo a doença arterial coronariana (DAC) e diabetes. Além disso, os pesquisadores verificaram uma redução da inflamação com a simples vitamina D.

Como a deficiência de vitamina D está associada com várias doenças com componentes inflamatórios, como hipertensão, doenças cardíacas, diabetes e doenças autoimunes, as descobertas foram importantes. Os autores concluíram: "Essa descoberta proporciona um mecanismo possível para o dano tecidual nas condições inflamatórias crônicas, incluindo DAC e diabetes".

A inflamação no corpo pode ser tão importante quanto o colesterol para determinar o risco de doença cardíaca. Ao contrário do colesterol isolado, o colesterol e a inflamação juntos preveem um número substancial de casos de doença cardíaca.

Vários estudos demonstram que a deficiência de vitamina D é comum entre os doentes graves e sugerem que isso pode contribuir com a base inflamatória de várias doenças.

Pesquisadores estudaram pacientes com insuficiência cardíaca congestiva e encontraram níveis elevados de TNF, outro marcador de inflamação, por exemplo. Eles também encontraram níveis criticamente baixos de calcidiol [25(OH)D], o único marcador confiável de vitamina D, e até níveis baixos de calcitriol, a forma ativa de vitamina D que costuma estar baixa apenas naqueles com uma carência grave dessa vitamina.

Eles concluíram que a deficiência de vitamina D pode contribuir com o desenvolvimento da insuficiência cardíaca congestiva (ICC).

É importante notar que há muito tempo se suspeita das ações anti-inflamatórias da vitamina D nos seres humanos. Vários estudos usando compostos semelhantes à vitamina D, por exemplo, demonstraram uma redução significativa da inflamação e melhora da condição do paciente quando administrados a pessoas sofrendo de artrite reumatoide.

Estudos demonstraram que a falta de vitamina D pode até contribuir com a insuficiência cardíaca congestiva, quando pesquisadores verificaram que pacientes com insuficiência cardíaca crônica têm níveis mais baixos dessa vitamina no sangue.

A insuficiência cardíaca congestiva ocorre quando o coração para de bombear sangue pelo corpo com eficiência, e os órgãos não conseguem receber nutrientes e oxigênio de modo suficiente.

Uma pesquisa prévia com animais indicou uma ligação entre a vitamina D e a insuficiência cardíaca, o que estimulou os pesquisadores a conduzir o estudo em seres humanos.

Depois de comparar 54 pacientes com insuficiência cardíaca crônica com 34 pessoas saudáveis, descobriu-se que os pacientes com insuficiência tinham níveis de vitamina D até 50% mais baixos do que pacientes saudáveis. Observou-se que quanto mais severa a deficiência de vitamina D, piores eram os sintomas de insuficiência cardíaca.

De acordo com pesquisadores, a vitamina D pode desempenhar um papel na regulação da concentração de cálcio nas células do músculo cardíaco. Se a concentração de cálcio não estiver controlada, as células musculares não podem se expandir e contrair direito, o que significa que o sangue não será bombeado do modo adequado por todo o corpo.

Os seres humanos produzem vitamina D, mas a maior parte dela é sintetizada pela exposição solar. A falta de exposição, um problema crescente em razão de as pessoas passarem longas horas em escritórios ou na frente da televisão, pode resultar na deficiência de vitamina D.

A importância da vitamina D para ter um coração saudável é extraordinária. Ela é útil de várias formas, incluindo:

- Regulação da pressão sanguínea: embora não haja evidência direta que a suplementação de vitamina D diminuirá a pressão sanguínea, as pessoas com pressão alta têm, em geral, níveis baixos de vitamina D no sangue.
- Redução de ataque cardíaco, derrame, e insuficiência cardíaca: um estudo recente na revista *Circulation* relatou que eventos como ataques cardíacos, derrames e insuficiência cardíaca eram de 53% a 80% mais elevados em pessoas com níveis baixos de vitamina D em seu sangue. Esse risco aumentou ainda mais em pessoas com pressão alta. Níveis baixos de vitamina D no sangue podem aumentar o risco de doença cardíaca e derrame, principalmente em indivíduos com hipertensão, de acordo com os pesquisadores do Estudo Cardíaco Framingham. Os cientistas acompanharam 1.739 homens e mulheres por mais de cinco anos, e relataram que

os participantes com níveis baixos de vitamina D no sangue tinham 62% mais probabilidade de desenvolver doença cardiovascular do que aqueles com níveis mais elevados. Para aqueles com níveis baixos de vitamina D e pressão alta, o risco cardiovascular dobrou.

- Ajuda a reduzir a inflamação: pesquisadores especulam que mais vitamina D poderia levar a menos inflamação nas artérias. Até recentemente, a maioria dos pesquisadores acreditava que a doença coronariana era essencialmente um problema de "encanamento", causado por um acúmulo de gordura endurecida e colesterol nas artérias coronárias, conhecido como placa. No entanto, um crescente conjunto de provas demonstra agora que esse acúmulo de placa é, na verdade, o resultado de uma inflamação crônica de baixo grau nas artérias coronárias. Pesquisadores também acreditam que na batalha contra a doença coronariana, diminuir essa inflamação é quase tão importante quanto reduzir o colesterol.

Vitamina D e diabetes mellitus

Na Noruega, o óleo de fígado de bacalhau é uma fonte alimentar importante de vitamina D por conter as propriedades biológicas que foram cruciais para a prevenção do diabetes tipo 1. [***Observação:*** *embora o óleo de fígado de bacalhau seja uma fonte excelente de vitamina D, eu pessoalmente não o endosso porque se observaram efeitos tóxicos no fígado.]*

Conduziu-se um estudo para verificar se a ingestão de óleo de fígado de bacalhau ou de outras fontes de vitamina D, como os suplementos tomados por mães durante a gravidez ou pelas crianças durante o primeiro ano de sua vida, estava ligada à redução do risco de diabetes tipo 1 entre as crianças.

Um estudo de controle de caso de âmbito nacional foi realizado na Noruega e consistiu em 545 crianças diagnosticadas com diabetes tipo 1 e 1.668 participantes do grupo de controle. As famílias receberam um questionário pelo correio e deveriam responder a perguntas relativas ao número de vezes que elas usaram óleo de fígado de bacalhau ou outros suplementos de vitamina D.

Resultados do estudo demonstraram que tomar óleo de fígado de bacalhau durante o primeiro ano de vida diminuiu muito o risco de diabetes tipo 1. O consumo de outros suplementos de vitamina D durante a gravidez e o primeiro ano de vida da criança não estava ligado com o diabetes tipo 1.

O estudo concluiu que os efeitos anti-inflamatórios dos ácidos graxos de cadeia longa ômega-3 encontrados no óleo de fígado de bacalhau podem ter a capacidade de reduzir o risco de diabetes tipo 1 (*American Journal of Clinical Nutrition*, maio de 2004; 79: 820-5).

A exposição ao sol é uma forma bem mais preferível de receber sua vitamina D do que tomá-la por um comprimido ou líquido. Usar uma lâmpada UV, lâmpada de vitamina D ou câmara de bronzeamento segura é a segunda melhor opção. Se você não tiver outra escolha, então, use um suplemento de vitamina D, mas é importantíssimo verificar seus níveis de vitamina D para evitar a toxicidade.

Vitamina D e doença musculoesquelética

Estima-se que mais de 25 milhões de adultos nos Estados Unidos têm ou correm o risco de desenvolver osteoporose. A osteoporose é uma doença caracterizada pelos ossos frágeis, resultando em um risco acentuado de fraturas.

Há 75 anos, reconheceu-se que a deficiência de vitamina D causava raquitismo e osteomalacia; sua prevenção e cura com óleo de fígado de peixe constituíram os primeiros triunfos da ciência nutricional. A exigência da vitamina D ficou ligada a essas doenças desde então.

Ter níveis de reserva de vitamina D normais em seu corpo ajuda a manter seus ossos fortes e pode auxiliar a prevenir a osteoporose em indivíduos idosos, não ambulatoriais, em mulheres na pós-menopausa e em pessoas em terapia crônica com esteroides.

Pesquisadores sabem que o osso normal é sempre remodelado (desgastado e reconstruído). Durante a menopausa, quando um desequilíbrio físico tipicamente não notado antes se torna aparente, o equilíbrio entre esses dois processos é perturbado, resultando em mais tecidos ósseos sendo reabsorvidos do que reconstruídos.

A deficiência de vitamina D está associada com uma incidência maior de fraturas do quadril. Uma concentração mais elevada de vitamina D no sangue foi associada com menos perda óssea em mulheres idosas. Como a perda óssea eleva o risco de fraturas, o aumento da presença no corpo da vitamina D pode ajudar a prevenir fraturas resultantes de osteoporose.

O efeito benéfico da vitamina D é bem-aceito, mas a mera ausência do raquitismo clínico dificilmente pode ser considerada uma definição adequada de saúde ou quantidade suficiente de vitamina D.

O fato de levar 30 ou mais anos para se manifestar não faz dela uma condição de deficiência menos importante do que uma doença que se desenvolve em 30 dias. É fácil de entender como doenças de deficiência de longo período nunca foram reconhecidas nos primeiros dias da ciência nutricional, mas com métodos modernos e uma compreensão mais clara da fisiologia relevante, não reconhecer uma condição de desenvolvimento lento como um estado de deficiência não pode mais ser justificado.

A nutrição com vitamina D provavelmente afeta aspectos importantes da saúde humana, como os listados a seguir, além de seu papel clássico no metabolismo mineral. O resto do artigo aborda alguns dos usos recém-reconhecidos da vitamina D.

O raquitismo parece estar em ascensão, principalmente entre crianças afro-americanas, de acordo com um novo relatório. O raquitismo é uma doença mais comumente causada pela deficiência de vitamina D que resulta em ossos fracos e deformados, além de fraqueza muscular.

Pesquisadores revisaram registros médicos de 30 bebês diagnosticados com raquitismo nutricional, entre 1990 e 1999, em dois centros médicos na Carolina do Norte.

Todas as crianças eram afro-americanas, com idades entre 5 e 25 meses, e todas foram amamentadas, mas não receberam suplementos de vitamina D.

Mais de metade dos pacientes foi vista entre 1998 e a primeira metade de 1999, dando aos pesquisadores a impressão de que a incidência cresceu repentinamente. Na ocasião do diagnóstico, a maioria das crianças tinha um atraso no crescimento tanto na altura quanto no peso, com quase um terço com um atraso grave. Muitas das crianças também tinham joelho varo e fraturas ósseas, problemas comuns na deficiência de vitamina D não tratada.

A vitamina D vem de duas fontes: alimentar e luz solar. Algumas das fontes alimentares mais ricas de vitamina D são fígado, gemas de ovo e peixe. Verificou-se que a vitamina D natural na manteiga é 100 vezes mais eficaz do que a forma comercial comum de D (viosterol), de acordo com uma pesquisa antiga (Supplee, G. C., Ansbacher, S., Bender, R. C. e Flanigan, G. E., "The Influence of Milk Constituents on the Effectiveness of Vitamina D" ["A Influência dos Componentes do Leite na Efetividade da Vitamina D"], *Journal of Biological Chemistry*, 141: 95?107, maio, 1936). Além do mais, a manteiga, prescrita por médicos como um remédio para tuberculose, psoríase, xeroftalmia, cáries dentais e para prevenir o raquitismo, foi efetiva.

Além da manteiga, principalmente os compostos derivados de cogumelos medicinais, tais como *Reishi*® (*Ganoderma Lucidum*), *Krestin*® (*Trametes versicolor,* também conhecido como cogumelo cauda de peru), *Cordyceps*, *Maitake*, *Shiitake* e todos os outros cogumelos naturais contêm muita vitamina D. Se expostos ao sol por cinco minutos, o conteúdo de vitamina D deles se multiplica, de forma não muito diferente de quando nós expomos nossa pele ao sol.

Pesquisadores sugerem que há várias causas possíveis para o surgimento do raquitismo infantil:

- A proporção crescente de mulheres que amamentaram seus bebês: embora os especialistas estimulem a amamentação, o conteúdo de vitamina D no leite materno depende de a mãe ter níveis adequados da vitamina. (Normalmente, o leite materno costuma ter níveis bem baixos de vitamina D, não o suficiente para atender às necessidades de um bebê alimentado apenas com leite materno.)
- Pediatras podem não estar prescrevendo suplementos vitamínicos de maneira adequada para crianças, principalmente para aquelas que são amamentadas.

- Pessoas de pele escura são mais propensas a deficiências de vitamina D, porque a pele escura precisa de mais luz solar para fabricar essa vitamina, mas os pesquisadores enfatizam que o raquitismo é completamente evitável.

A amamentação é definitivamente a fonte ideal de nutrição para bebês e crianças pequenas, mas a suplementação de bebês e crianças de pele escura amamentadas no peito com 400 UI de vitamina D por dia, desde pelo menos os dois meses de idade, é necessária.

Muitos defensores da amamentação ficam, não sem motivo, na defensiva diante de qualquer difamação percebida da amamentação, e, portanto, discordam da afirmação que a suplementação de vitamina D é necessária em um bebê alimentado com leite materno. Essa objeção pode derivar, de fato, da muito apropriada defesa do leite humano como um "alimento perfeito". Ele É o alimento perfeito.

Infelizmente, para alguns, a necessidade de suplementação pode ser interpretada como uma inadequação nutricional no leite materno. No entanto, o calciferol (a vitamina D) não deve ser visto de forma alguma como um nutriente, mas, sim, como o precursor de um hormônio esteroide que não está presente naturalmente em qualquer alimento infantil. Classificar a substância antirraquítica no óleo de fígado de bacalhau como uma vitamina foi um erro histórico infeliz que se tornou arraigado demais para corrigir.

Se alguém vê o calciferol nessa luz, então não é necessário considerar o leite materno "deficiente". Em vez disso, a prescrição de calciferol suplementar pode ser vista como se fosse para garantir um substrato adequado para um hormônio, cuja produção normal foi afetada adversamente pelas realidades das condições da vida moderna. O leite materno é, de fato, o "alimento perfeito" para bebês. Infelizmente, nem ele nem qualquer alimento ou fórmula não suplementados podem impedir que clima, latitude, poluição, fatores econômicos ou práticas religiosas se interponham entre os bebês e a luz solar. (*Journal of Pediatrics*, agosto de 2000; 137: 153-157).

A vitamina D NÃO é uma vitamina, mas um precursor de um hormônio esteroide que NÃO está presente naturalmente nos alimentos. Isso explica por que o alimento mais perfeito no planeta para os seres humanos, o leite materno, é "deficiente" em vitamina D.

A vitamina D é um dos únicos suplementos necessários para um bebê amamentado, mas só se o bebê não for exposto à luz solar. Quanto mais escura for a pele do bebê, mais exposição solar será necessária para ela gerar vitamina D o suficiente. Mesmo se a criança não desenvolver raquitismo, um desenvolvimento ósseo longe do ideal e outros problemas ocorrerão sem a vitamina D apropriada. Normalmente, os pais ficam preocupados demais com o cálcio para o crescimento ósseo adequado e a saúde, mas na maioria dos casos a vitamina D é bem mais importante.

Pesquisadores ligaram concentrações de vitamina D maiores do que 40 nmol/L a um melhor funcionamento das extremidades mais baixas em pacientes ambulatoriais com 60 anos e mais, independentemente da ingestão de cálcio, do nível de atividade, sexo, idade, raça ou etnia.

Muitos adultos jovens não estão conseguindo vitamina D o suficiente, principalmente durante os meses de inverno. Jovens com idades entre 18 e 29 anos têm um risco igual ou maior de insuficiência de vitamina D do que adultos mais velhos, especialmente durante o inverno. Esse é um dos primeiros estudos nos Estados Unidos revelando uma prevalência relativamente alta de insuficiência de vitamina D em adultos jovens. A vitamina D, que ajuda a absorver o cálcio, é produzida pelo organismo quando a pele é exposta à luz solar. A deficiência dessa vitamina coloca as pessoas em risco de osteoporose, bem como de doenças ósseas e dores musculares crônicas, podendo aumentar também o risco de certos tipos de câncer.

Para investigar a insuficiência de vitamina D, pesquisadores examinaram 165 homens e mulheres durante março e abril, no fim do inverno no Hemisfério Norte, e 142 indivíduos durante setembro e outubro, no fim do verão. Adultos jovens tiveram um aumento de 30% em seus níveis de vitamina D do fim do inverno ao fim do verão. Quase dois terços do grupo do fim do verão e 58% do grupo do fim do inverno relataram beber quase dois copos de leite por dia, mas isso não foi associado com níveis mais elevados de vitamina D. Por outro lado, quatro em cada dez participantes do estudo que relataram tomar suplementos multivitamínicos diários durante os meses de verão e inverno tiveram níveis de vitamina D 30% mais elevados do que aqueles que não tomaram os suplementos. (*The American Journal of Medicine*, junho de 2002; 112: 659-662)

Os números para deficiência de vitamina D são, na verdade, bem piores do que foi relatado por esse estudo, porque os pesquisadores estão usando níveis ótimos de vitamina D desatualizados. Eles estão utilizando valores de referência das populações americanas privadas de sol, quando deveriam usar valores de referência estabelecidos de pessoas que vivem em ambientes subtropicais com exposição solar regular.

O fato de a vitamina D do leite não ajudar a melhorar o nível baixo de vitamina D não deveria surpreender, porque a vitamina D no leite é a vitamina D2 (ergocalciferol), que não é eficaz em substituir a vitamina D, como a vitamina D3 natural (colecalciferol), recebida do sol, da manteiga natural ou de cogumelos medicinais. A D2 não é uma forma encontrada naturalmente em seres humanos e, portanto, não tem benefício. Mas é uma máquina de fazer dinheiro, além de uma fraude.

Capítulo 11

O Sol Reduz o Risco de Câncer pela Metade ou Mais!

Na década de 1940, Frank Apperly demonstrou um elo entre latitude e mortes por câncer. Ele sugeriu que a luz do sol fornecia às pessoas uma imunidade relativa ao câncer. Isso agora é um fato comprovado.

De acordo com dois estudos recentes conduzidos na Universidade de San Diego, os níveis sanguíneos crescentes de vitamina D obtida pela luz solar podem diminuir o risco de uma pessoa desenvolver câncer de mama em 50% e o câncer colorretal em mais de 65%.

Para aumentar a precisão e acurácia do estudo, os pesquisadores usaram meta-análise para coletar dados de vários estudos prévios. Eles dividiram os sujeitos em grupos baseados em seus níveis sanguíneos de vitamina D e compararam a incidência de câncer entre eles. Os dados coletados demonstraram que indivíduos no grupo com os níveis mais baixos de vitamina D tiveram as taxas mais elevadas de câncer de mama, e as taxas caíam à medida que os níveis sanguíneos aumentavam. A descoberta mais espantosa nesse estudo é que o nível sanguíneo associado com um risco de câncer de mama 50% mais baixo poderia ser alcançado depois de apenas 25 minutos no sol para pessoas de pele mais escura, e não mais do que 10 a 15 minutos para indivíduos de pele mais clara. Isso praticamente faz do sol um curandeiro instantâneo, bem mais efetivo do que as drogas contra o câncer mais agressivamente alardeadas, como o Herceptin. O segundo estudo demonstrou que a mesma quantidade de luz solar correspondeu a um risco dois terços menor de contrair câncer colorretal. Para qualquer médico ou amigo que pedir uma prova para a afirmação "afrontosa" de que a luz solar pode prevenir ou curar o câncer, você pode apresentar a ele ou ela as revistas médicas *Journal of Steroid Biochemistry and Molecular Biology* (doi:10,1016/j.jsbmb.2006.12.2007; "Vitamin D and prevention of breast câncer: pooled analysis" ["Vitamina D e a prevenção do câncer de mama: análise agrupada"]) e *American Journal of Preventive Medicine* (volume 32, número 3, páginas 210-216, "Optimal vitamin status for colorectal cancer prevention - a quantitative meta-analysis" ["Condição ótima de vitamina para a prevenção do câncer colorretal - uma meta-análise quantitativa"]).

Resultados de um pequeno estudo sugeriram que as reservas corporais de vitamina D podem estar associadas com as chances de sobrevivência em mulheres com câncer de mama avançado. "Treze mulheres com níveis normais ou elevados de vitamina D ativa sobreviveram ao período de testes de seis meses, mas, infelizmente, entre aquelas com níveis baixos, 5 em cada 13 morreram em seis meses", disse a Professora Barbara Mawer da Enfermaria Real de Manchester no centro da Inglaterra.

Uma nova pesquisa animadora da Escola de Medicina da Universidade de Creighton, em Nebraska, revelou que suplementar com vitamina D e cálcio pode reduzir seu risco de câncer em impressionantes 77%. Isso inclui câncer de mama, de cólon, de pele, entre outras formas. Essa pesquisa apresenta uma forte nova evidência de que a vitamina D é o único remédio mais eficaz contra o câncer, superando e muito os benefícios de qualquer droga contra o câncer conhecida pela ciência moderna.

O estudo envolveu 1.179 mulheres saudáveis de Nebraska rural. Um grupo de mulheres recebeu cálcio (por volta de 1.500 mg diariamente) e vitamina D (1.100 UI diariamente), enquanto outro grupo recebeu placebo. Por quatro anos, o grupo que recebeu os suplementos de cálcio e vitamina D apresentou uma queda de 60% na incidência de câncer. Considerando apenas os últimos três anos, o estudo revela uma impressionante redução de 77% no câncer por causa da suplementação.

Essa pesquisa sobre a vitamina D é uma notícia tão boa, que é claro que a American Cancer Society (ACS) [Associação Americana Contra o Câncer] tinha algo a dizer contra ela. Uma porta-voz da Associação, Marji McCullough, diretora estratégica de Epidemiologia Nutricional para a Associação, declarou categoricamente que ninguém deveria tomar suplementos para prevenir o câncer.

Se lhe parece surpreendente a American Cancer Society – que alega combater o câncer – desaconselhar o uso de suplementos que reduzem o risco do câncer em 77%, então você não conhece muito bem a ACS. Essa associação é uma organização que, na verdade, impede a prevenção e defende abertamente o prolongamento do câncer como uma forma de impulsionar seu poder e lucros. A ACS é a organização sem fins lucrativos mais rica da América e tem laços muito estreitos com empresas farmacêuticas, fabricantes de equipamentos de mamografia e outras empresas que lucram com o câncer.

De acordo com outro estudo, mulheres com câncer de mama têm uma probabilidade duas vezes maior de ter uma falha no gene necessário para utilizar a vitamina D. Especialistas já acreditam que a vitamina D protege contra o câncer de mama e, de alguma forma, pode até ser usada para reduzir o tamanho de tumores existentes.

Uma pesquisa atual em Londres sugere que as mulheres com variações genéticas (polimorfismos) do gene receptor da vitamina D podem ser menos capazes de se beneficiarem desse efeito protetor.

Pesquisadores disseram que o estudo se somou à evidência crescente do papel dos polimorfismos no gene receptor da vitamina D no processo do câncer.

Embora a vitamina D e seus análogos estejam sendo desenvolvidos como agentes preventivos ou para o tratamento do câncer de mama, a avaliação dos polimorfismos do receptor de vitamina D pode ser vital na identificação de todos os grupos em risco, e nas estratégias para o direcionamento e a intervenção.

Enfatizou-se que um exame de rastreamento não valeria a pena no presente estado de conhecimento e que as mulheres não deveriam começar a tomar muitos comprimidos de vitamina D de repente.

Houve muita pesquisa sobre a vitamina D e seus efeitos sobre o câncer, e alguns novos tratamentos potenciais baseiam-se na vitamina D. Esse estudo é muito importante porque pode nos ajudar a identificar mais mulheres em risco de câncer de mama e nos dá mais pistas sobre como tratá-las.

Um artigo na revista médica britânica *Lancet* apresenta evidências de que a falta de vitamina D cause câncer de próstata. A maioria dos homens atende às suas necessidades de vitamina D pela exposição à luz do sol porque não absorvem o suficiente de sua dieta. Homens que vivem em climas mais frios têm uma incidência maior de câncer de próstata porque se expõem menos à luz solar. Estudos da Escola de Saúde Pública de Harvard demonstram que os homens que bebem mais de quatro copos de leite por dia têm níveis sanguíneos de vitamina D baixos e correm mais risco de câncer de próstata. O cálcio consome a vitamina D e não há vitamina D suficiente adicionada ao leite para cobrir o cálcio extra usado. Além disso, a vitamina D sintética é bem difícil de absorver.

Esse estudo demonstra que o câncer de próstata é associado com a falta de exposição da pele à luz solar e não passar as férias na praia. Não se constatou a associação entre a suscetibilidade ao câncer de próstata com a vasectomia, a hiperplasia prostática benigna ou o consumo de algum alimento específico.

Uma nova pesquisa sugere que a vitamina D também pode proteger contra o câncer de cólon, ajudando a se livrar de um ácido tóxico que promove a doença.

A descoberta poderia apontar o caminho para o desenvolvimento de terapias que proporcionem a proteção da vitamina D contra o câncer sem os efeitos colaterais causados pelo excesso de consumo da vitamina.

Agora nós acreditamos que descobrimos o mecanismo potencial de como a vitamina D pode proteger contra o câncer de cólon. Se não for o único mecanismo, pelo menos é um deles.

A vitamina D é conhecida por proteger contra o câncer de cólon, mas não se sabia ao certo exatamente como. A dieta "ocidental" rica em gordura foi ligada a um maior risco da doença, embora essa conexão seja controversa.

A nova pesquisa apresenta uma explicação possível, tanto para a proteção da vitamina D quanto para o aumento do risco de uma dieta rica em gorduras. Pesquisadores verificaram que a vitamina D e um tipo de ácido biliar chamado ácido litocólico (LCA, na sigla em inglês) ativam o receptor da vitamina D nas células.

Quando uma pessoa consome alimentos gordurosos, o fígado descarrega ácidos biliares no intestino, para o corpo conseguir absorver as substâncias gordurosas. Depois de fazer seu trabalho no intestino, a maioria dos ácidos biliares volta para o fígado.

Mas o LCA faz algo incomum. Ele não realiza a recirculação no fígado. Em vez disso, uma enzima chamada CYP3A degrada o LCA no intestino. Se o LCA não for desintoxicado pela enzima, ele passa para o cólon, onde pode promover o câncer por ser muito tóxico.

Como se demonstrou que a vitamina D previne o câncer de cólon em animais, os pesquisadores resolveram ver se seu receptor tinha algum efeito na desintoxicação do LCA.

Na verdade, o receptor de vitamina D parece agir como um sensor para altos níveis de LCA. O receptor de vitamina D se liga ao LCA, provocando um aumento na expressão do gene para a CYP3A, a enzima neutralizadora do ácido. Esse parece ser o modo de proteção do corpo contra o câncer de cólon.

Se uma pessoa não recebe vitamina D o suficiente, esse equilíbrio pode ser interrompido, aumentando o risco de câncer de cólon.

A pesquisa também apresenta uma explicação possível de como as dietas ricas em gordura podem aumentar o risco de câncer de cólon. Como o LCA é expelido pelo fígado quando uma pessoa consome alimentos gordurosos, uma dieta rica em gordura que mantenha os níveis de LCA elevados pode "sobrecarregar o sistema". O corpo pode parar de produzir CYP3A o suficiente para manter o LCA sob controle.

Ao contrário de drogas, cirurgia ou radiação, a luz solar não custa nada, não tem efeitos colaterais e pode prevenir várias outras doenças ao mesmo tempo. Não muito diferente do estudo sobre o câncer, pesquisadores descobriram uma forte relação entre geografia e esclerose múltipla (EM). Ao que parece, a incidência de EM diminui quanto mais perto se vive do equador (onde está a maior parte da luz UV).

Crianças que desenvolvem esclerose múltipla têm níveis substancialmente mais baixos de vitamina D do que aqueles que não desenvolvem a doença, de acordo com uma série de estudos apresentados em uma conferência internacional sobre esclerose múltipla em Montreal.

A esclerose múltipla é uma doença degenerativa do sistema nervoso, na qual a bainha de mielina que reveste os neurônios se rompe, levando a problemas na transmissão dos sinais nervosos. Os sintomas podem variar de formigamento e dormência a tremores, paralisia ou cegueira. Estima-se que 2,5 milhões de pessoas em todo o mundo sofram com a doença, que raramente é diagnosticada antes dos 15 anos de idade.

Em um estudo, pesquisadores da Universidade de Toronto testaram os níveis sanguíneos de vitamina D de 125 crianças que exibiram os sintomas indicativos de alguma forma de dano à bainha de mielina.

"Três quartos dos nossos sujeitos estavam abaixo dos níveis ideais de vitamina D", disse a pesquisadora-chefe Heather Hanwell.

Depois de um ano, os pesquisadores compararam os dados de 20 crianças que, desde então, foram diagnosticadas com esclerose múltipla com aquelas que não exibiram nenhum outro sintoma de desmielinização. Eles verificaram que os níveis médios de vitamina D das crianças diagnosticadas eram substancialmente mais baixos do que aqueles das outras crianças. Dentre os diagnosticados, 68% tinham de fato uma carência da vitamina.

Um estudo semelhante foi conduzido por pesquisadores do Hospital de Toronto para Crianças Doentes.

"17 em cada 19 crianças diagnosticadas com EM tinham níveis de vitamina D abaixo do valor de referência", declarou a pesquisadora Brenda Banwell.

Os pesquisadores suspeitavam de uma conexão entre a vitamina D e a esclerose múltipla há muitos anos, desde que descobriram que a doença é mais comum em latitudes mais setentrionais. Como o corpo sintetiza a vitamina D com a exposição à luz solar, a deficiência é muito mais comum em lugares onde o sol é mais fraco, especialmente durante o inverno.

"Há um padrão bem consistente de latitude e esclerose múltipla", declarou o epidemiologista e pesquisador de esclerose múltipla, o Dr. Cedric Garland, da Universidade da Califórnia (San Diego).

Hanwell conectou diretamente a latitude setentrional do Canadá com suas taxas elevadas de esclerose múltipla. "No Canadá, por seis meses ao ano, o sol não é intenso o suficiente para nós produzirmos vitamina D na nossa pele", ela disse.

O Canadá tem uma das taxas de esclerose múltipla mais elevadas no mundo. Um dos poucos países com uma taxa mais elevada é a Escócia, com regiões atingidas por apenas um quarto de toda a luz solar disponível. Uma pesquisa recente confirmou uma forte ligação na Escócia entre a deficiência de vitamina D e a má condição de saúde.

"As pessoas procuram por coisas no meio ambiente que podem explicar por que o Canadá tem um risco tão alto de EM, e esse é um desses fatores", afirmou Banwell.

Ainda não está claro exatamente como a vitamina D poderia influenciar o risco de esclerose múltipla, mas os pesquisadores acreditam que possa ter relação com o sistema imunológico. Uma nova pesquisa continua a iluminar o papel que a vitamina D desempenha no sistema imunológico, fornecendo proteção contra o câncer, a tuberculose e doenças autoimunes.

Muitos pesquisadores da área da saúde acreditam que a esclerose múltipla seja uma doença autoimune.

"A vitamina D age como um modulador imunológico", afirma Banwell. "Existem nas nossas células o que conhecemos como receptores para a vitamina D, em um mecanismo de acoplamento. Na EM, há muitas linhas de evidência que as células imunes não são reguladas adequadamente."

O American National Institute of Health (NIH) [Instituto Nacional de Saúde dos Estados Unidos] tem conectado as deficiências de vitamina D produzida pelo sol às taxas crescentes de muitas doenças, incluindo osteoporose, atrite reumatoide, doença cardíaca, e diabetes, para citar apenas algumas.

Várias doenças e condições de saúde são causadas pela deficiência de vitamina D.

- A osteoporose é geralmente causada por uma falta de vitamina D, que prejudica muito a absorção de cálcio. Uma quantidade suficiente de vitamina D previne vários tipos de câncer, como de próstata, mama, ovário, cólon, além de depressão e esquizofrenia.
- "Raquitismo" é o nome da doença que enfraquece os ossos causada pela deficiência de vitamina D.
- A deficiência de vitamina D pode exacerbar a diabetes tipo 2 e prejudicar a produção de insulina no pâncreas.
- Como a obesidade prejudica a utilização da vitamina D no corpo, as pessoas obesas precisam de duas vezes mais vitamina D.
- A vitamina D é usada em todo o mundo para tratar psoríase.
- A deficiência de vitamina D também está ligada à esquizofrenia.
- A desordem afetiva sazonal é causada por um desequilíbrio na melatonina iniciado pela falta de exposição à luz solar.
- A deficiência crônica de vitamina D costuma ser mal diagnosticada como fibromialgia, porque seus sintomas são muito parecidos: fraqueza muscular e dores.
- Seu risco de desenvolver doenças graves como diabetes e câncer reduz em 50%-80% com a exposição simples e sensata à luz solar natural de duas a três vezes por semana.
- Crianças que recebem suplementação de vitamina D (2 mil unidades por dia) tem um risco 80% menor de desenvolver diabetes tipo 1 nos 20 anos seguintes.

Hoje, até 60% de todos os pacientes de hospital e até 80% de todos os pacientes de casas de repouso têm deficiência de vitamina D. O pior é que 76% das grávidas têm deficiência grave dessa vitamina. Para conseguir os benefícios da luz do sol para a contenção das doenças, você precisará ficar ao ar livre pelo menos três vezes por semana, por um mínimo de 15 a 20 minutos por vez. As indústrias farmacêuticas também reconheceram a importância da vitamina D na cura do câncer e de outras doenças, e agora produzem medicamentos caros que contêm a vitamina D sintética.

No entanto, a vitamina D sintética tem pouco ou nenhum efeito quando comparada àquela produzida pela luz solar. Além disso, a vitamina D adicionada a alimentos, como leite, pode causar efeitos colaterais graves que incluem a morte. (*Veja detalhes em "Vitamin Euphoria" ["Euforia das Vitaminas"], Capítulo 14 de Timeless Secrets of Health and Rejuvenation [Segredos Eternos da Saúde e do Rejuvenescimento].)*

Capítulo 12

A Surpreendente Combinação entre Luz Solar e Exercício

Tanto os exercícios físicos quanto a luz solar são essenciais para a boa saúde.

Qual a importância do exercício para uma vida saudável?

O exercício diário é importante para manter a saúde física, emocional, mental, social e espiritual.

O exercício por si só é bom, sem a menor dúvida, mas vamos falar por que o exercício sob o sol é melhor ainda. Por que acho que é importante encorajar a prática de exercícios ao ar livre no sol? O ambiente interno está longe de ser o mais saudável para se exercitar ou, aliás, realizar a maioria das atividades. Desde que o ar do lado de fora seja puro e sem poluição, o ambiente externo é o ideal para se exercitar. Além do aspecto revigorante e nutritivo da luz solar na nossa estrutura, ela também nos recarrega emocionalmente e serve para revigorar a mente. Não é uma surpresa então que no final do inverno muitas pessoas entram em estados depressivos e sofrem do que se costuma chamar de febre do isolamento ou, mais apropriadamente, desordem afetiva sazonal[5] (SAD, na sigla em inglês). Durante

---

5. A Desordem Afetiva Sazonal (SAD), também conhecida como depressão do inverno ou melancolia invernal, é um transtorno de humor no qual as pessoas com uma saúde

esses longos dias de inverno quando se está isolado dentro de casa, o corpo não recebe a tão necessária (e muitas vezes, em um nível subconsciente, desejada) luz solar, predispondo a pessoa à SAD. A única cura, alívio e meio de prevenção pode ser encontrada na luz solar (por mais limitada que seja). A quantidade de luz solar que cada pessoa precisa depende do corpo e da constituição individual. Por isso, a quantidade de tempo necessária deve diferir. O essencial é conseguir o máximo possível do sol nutritivo durante esses períodos.

Voltando à importância do exercício, como todos sabemos, exercitar-se envolve movimento e o movimento é natural, todos os animais se movimentam, então também devemos nos movimentar. Ficar grudado em um lugar por longos períodos não é saudável. Você precisa sair e se movimentar. Exercício é o que dá tônus e força aos seus músculos e mantém seu peso sob controle, afasta a ansiedade e funciona como um extraordinário antidepressivo.

O exercício estimula a função cognitiva. Pode prevenir ou retardar radicalmente a deterioração das faculdades mentais com a progressão da idade, especialmente nos últimos anos. Estimula a circulação por todo o corpo e o tecido cerebral não fica isento do fluxo sanguíneo. O exercício é uma experiência energizante absoluta. Hormônios parecidos com opiáceos chamados endorfinas e encefalinas, conhecidos por serem secretados durante o exercício, contribuem com a "euforia do exercício", aquele fator de bem-estar associado com o exercício quando feito com regularidade. A respiração rítmica e a consciência coletiva durante a prática também podem ser experiências enriquecedoras espiritualmente. Percebemos agora que apenas uma dieta saudável, bons hábitos de higiene e um ambiente limpo não garantem por si sós a boa saúde; o exercício é tão vital quanto tudo isso.

Os benefícios da luz solar também são incalculáveis. Como foi discutido, sem a luz solar os ossos não conseguem calcificar. A luz

---

mental normal, na maior parte do ano, sentem sintomas de depressão no inverno ou, menos frequentemente, no verão, na primavera ou no outono, repetidas vezes, um ano após o outro. No *Manual de Diagnóstico e Estatística das Doenças Mentais* (DSM-IV), a SAD não é um transtorno de humor único, mas "um indicativo de uma depressão mais grave".

solar forma o sistema imunológico e aumenta a oxigenação da pele. Ela traz mais sangue à superfície cutânea, ajudando a curar cortes, machucados e erupções. Feridas abertas e ossos fraturados curam mais rápido sob a luz do sol. Também melhora a visão e as secreções hormonais.

Mas por que a luz solar é importante durante o exercício? Por que é preferível exercitar-se ao ar livre do que em um ambiente fechado?

Antes de chegarmos a isso, vejamos por que o exercício em ambientes fechados é a pior escolha.

As pessoas acreditam que as academias de ginástica são os locais para malhar mais apropriados por serem equipados com todos os aparelhos mecânicos e eletrônicos essenciais na manutenção do condicionamento físico. No entanto, as academias provam ser mais um risco à saúde do que uma vantagem. Elas são muitas vezes os locais perfeitos para a procriação de germes nocivos. Na verdade, em vez de conseguir aqueles bíceps dos sonhos, você pode ter infecções implacáveis e totalmente indesejáveis.

Se você não tomar as medidas de higiene necessárias, ir à academia pode acabar sendo um grande perigo em vez de um benefício à saúde. Os germes se espalham por todo lugar, desde o equipamento de exercício que você usa até o bico do bebedouro e as toalhas úmidas. Os vestiários não passam de um "lar, doce, lar" para fungos e bactérias. A ventilação ruim, o calor e a umidade constantes, acrescidos pela ausência de luz solar tornam os vestiários ambientes favoráveis aos patógenos. Os vestiários equivalem às lâminas de cultura de ágar nos laboratórios – são meios para colônias de bactérias!

Você pode prevenir com eficiência os resfriados indesejados e os riscos de contrair o temível pé de atleta, infecções estafilocócicas e outros germes frequentadores de academias evitando esses lugares e adotando os exercícios ao ar livre.

Na fisiologia masculina, o desenvolvimento muscular está ligado à produção do hormônio masculino, a testosterona. A antiga prática grega de se exercitar nu em uma praia de areia quente era usada para desenvolver um corpo musculoso saudável. Quando a luz solar incide sobre qualquer parte do corpo, a produção de testosterona aumenta de forma substancial, mas quando ela atinge os genitais diretamente, há uma secreção máxima do hormônio.

A exposição à luz solar tem um impacto dramático na produção de testosterona em homens, pois os níveis plasmáticos de testosterona diminuem de novembro a abril no Hemisfério Norte, e então há um aumento constante na primavera e no verão até atingirem o auge em outubro. Isso tem um impacto direto nas taxas reprodutivas e, portanto, o mês de junho tem a taxa mais elevada de concepção.

Aqueles que vivem em latitudes mais baixas com taxas de precipitação menores têm uma vantagem anual nos níveis de testosterona e no aumento correspondente na produção de esperma. De fato, o movimento caucasiano da Europa para latitudes menores foi seguido por taxas de nascimento mais elevadas que, em parte, se deviam aos níveis de testosterona induzidos pela luz solar.

Um estudo do Hospital Estadual de Boston provou que a luz ultravioleta aumenta o nível de testosterona em 120% quando o peito ou as costas são expostos à luz solar. O hormônio, no entanto, aumenta em animadores 200% quando a pele da genitália é exposta ao sol!

O banho de sol regular aumenta a força e o tamanho de todos os grupos musculares no físico masculino. A combinação de sol e exercício é, portanto, ideal para desenvolver um corpo forte e saudável com ótimas habilidades reprodutivas.

Mais de 40 milhões de homens nos Estados Unidos sofrem com baixos níveis de testosterona. Mas a grande maioria deles nem sabe disso. Como a tremenda popularidade do Viagra sugere, muitos deles têm sintomas de disfunção sexual. Outros se veem travando batalhas mais sutis contra obesidade, fadiga, depressão e insônia – sintomas comuns de testosterona baixa que a maioria dos médicos ignora ou atribui ao processo natural de envelhecimento ou ao estresse. Os níveis de testosterona atingem um pico aos 20 e poucos anos do homem. O envelhecimento e fatores do estilo de vida como estresse, dieta inadequada, sedentarismo, fumo, bebida e o uso de medicações prescritas podem reduzir muito esses níveis.

Os exames laboratoriais comuns não apostam o problema. Embora a ciência médica tenha determinado que enquanto os níveis de testosterona totais de um homem (ligados à proteína) permanecem relativamente estáveis com o tempo, seus níveis de testosterona biodisponível (livre) declinam de maneira gradativa em uma taxa alarmante de 2% por ano a partir dos 30 anos de idade. Isso significa que um homem em seus 60 anos está funcionando com apenas cerca de 40% da testosterona que tinha aos 20 anos. No entanto, quando os exames laboratoriais comuns são realizados, a maioria dos homens costuma ter apenas seus níveis totais avaliados. Os níveis de testosterona biodisponíveis, mais importantes, não são verificados.

Para piorar ainda mais a questão, a maioria dos médicos exige um diagnóstico de hipogonadismo (termo médico usado para classificar os níveis de testosterona total que caem abaixo de um limite laboratorial específico) antes de prescrever qualquer medicação de reposição de testosterona. Como resultado, milhões de americanos que sofrem com sintomas de testosterona baixa estão andando por aí sem diagnóstico e tratamento.

O exercício adequado ajuda a manter os homens se sentindo e parecendo bem condicionados por estimular naturalmente a liberação de testosterona, e prevenindo seu colapso. A duração, intensidade e frequência do exercício determinam os níveis de testosterona no homem. Saiba que os níveis aumentam com atividade mais intensa, breve e periódica. Eles diminuem com atividade frequente e prolongada. Estudos demonstram que os níveis de testosterona aumentam com 45 a 60 minutos de exercício. Depois desse tempo, porém, os níveis começam a cair. Níveis saudáveis de testosterona são necessários para o crescimento e o reparo muscular. Como o treinamento prolongado e frequente não dá tempo suficiente para os níveis de testosterona se recuperarem, podem surgir sintomas de excesso de treinamento. Esses sintomas incluem dor muscular, problemas no desempenho, fadiga, supressão imunológica e mau humor.

Seguem algumas orientações para o ganho muscular e intensificação dos efeitos do exercício sobre a testosterona:

- Foque o treinamento de força de baixo volume e alta intensidade.
- Limite suas sessões de exercício a 60 minutos ou menos.

- Exercite-se em alta intensidade, não mais do que duas ou três vezes por semana.
- Faça todo o exercício aeróbico (exceto por aquecimentos e desaquecimentos) em dias separados (ou pelo menos em sessões separadas durante o dia) do treinamento de força.
- Para ter um condicionamento físico ideal, mude sua planilha de exercícios a cada oito a 12 semanas.

As mulheres também se beneficiam da luz solar, claro. Seus níveis de hormônios femininos aumentam quando elas se expõem a uma porção particularmente específica de luz UV, isto é, 290-340 nanômetros (UVB), que se supõe ser perigosa e inútil.

As mulheres que se expõem muito pouco à luz solar sofrem frequentemente com problemas menstruais ou, às vezes, nem sequer menstruam. Elas podem restabelecer um ciclo menstrual saudável com banhos de sol regulares e passando várias horas do dia ao ar livre. A normalização do ciclo pode ocorrer algumas semanas depois de começar a terapia com a luz solar.

A infertilidade está associada com o nível baixo de vitamina D, e a TPM pode ser completamente revertida pela adição de cálcio, magnésio e vitamina D. Essa vitamina mantém a produção de estrogênio nas mulheres. A enxaqueca menstrual também está relacionada com níveis baixos de vitamina D e cálcio.

Dados esses achados, pode ser que a falta constante de exposição ao sol, junto à congestão física, seja a principal causa dos crescentes problemas de infertilidade entre as populações urbanas no mundo.

Com um pouco de pesquisa, você verá que há uma longa tradição em associar a luz solar com a saúde mental e sexual. O solstício de verão, apenas como exemplo, é ligado à fertilidade e à sexualidade ao redor do globo há muito tempo. Seja na Dança do Mastro, seja em um casamento em junho, não há nada como a época da plantação e da colheita para as pessoas celebrarem. Os antigos xamãs usavam os meses mais quentes para praticar os antigos rituais de fertilidade e sexualidade. Sim, o verão e o sol quente são estudados pelos cientistas modernos mais uma vez, apenas provando o que os antigos já sabiam – que a fertilidade e o desejo sexual aumentam quando o sol brilha mais forte!

Menos exposição solar coloca nosso desejo sexual e taxas de fertilidade em uma marcha lenta. A diminuição da fertilidade feminina no inverno é documentada há muito tempo. Tem sido um fenômeno investigado com frequência desde as observações do explorador do polo norte, Almirante Byrd, há um século. Sua expedição relatou que as mulheres esquimós não menstruavam, portanto, não ovulavam durante os períodos de 24 horas de escuridão no inverno.

Quanto a hoje, o uso e o interesse na fototerapia têm sido muito explorados como um tratamento para a infertilidade. Uma pesquisa sobre a fototerapia sugeriu que nossa menor exposição à luz solar natural reduz a fertilidade. Aparentemente, ser um "rato" de escritório não ajuda em nada a taxa de fertilidade da pessoa. A luz em um ambiente de escritório tem um grau e uma intensidade inferiores se comparada à luz solar e não tem o espectro total desta. Não pode ser uma substituta.

O Dr. Edmond Dewan da Clínica de Reprodução John Rock, em Boston foi um dos primeiros a usar a fototerapia para tratar casais inférteis. Os casais receberam uma luz projetada especialmente para ficar acesa enquanto dormiam, três noites por mês. As três noites eram planejadas para caírem nos mesmos três dias nos quais a ovulação aconteceria. Os casais que usaram a fototerapia tiveram uma taxa de concepção muito maior do que aqueles que não utilizaram.

Se você quiser melhorar sua vida sexual ou taxas de fertilidade, em vez de usar um dos tratamentos caros disponíveis atualmente e arriscar sua saúde por causa dos graves efeitos colaterais, eu recomendaria que você primeiro tentasse o sol.

A terapia com a luz solar também pode ajudar quem sofre com pressão alta.

As pressões arteriais médias e a prevalência da hipertensão variam em partes diferentes do mundo. Em geral, as pressões arteriais se elevam em distâncias crescentes do Equador, e são mais altas no inverno do que no verão. Elas também variam entre grupos raciais e étnicos, com pessoas de pele mais escura nos Estados Unidos e Reino Unido com uma prevalência maior de hipertensão do que aquelas de pele clara de origem europeia.

Um pesquisador da Universidade do Alabama teoriza que as diferenças na exposição à luz solar e na síntese resultante da vitamina D podem, pelo menos em parte, explicar essas distinções geográficas, sazonais e raciais na pressão arterial. A síntese de vitamina D induzida pela luz solar diminui quanto maior for a distância do Equador, e é mais baixa no inverno do que no verão. Pessoas com pele muito pigmentada sintetizam menos vitamina D do que aquelas de pele clara quando expostas à mesma quantidade de luz solar. Diferenças na síntese de vitamina D influenciam a condição do hormônio da paratireoide, o que por sua vez pode alterar a pressão arterial.

O mesmo pesquisador observa que as diferenças geográficas e raciais na pressão arterial e a prevalência da hipertensão têm sido, em geral, relacionadas às mudanças na alimentação, principalmente no consumo de sódio e potássio, às diferenças genéticas intrínsecas na hemodinâmica renal e no metabolismo do sódio, e às pressões social e econômica da industrialização e da vida moderna. A nova hipótese complementa em vez de substituir essas explicações. A hipótese de que a síntese de vitamina D induzida por ultravioleta afeta a pressão arterial poderia ser testada, expondo europeus e africanos hipertensos sensíveis ao sal e com renina baixa a várias doses de luz ou, talvez, prescrevendo a eles suplementos de vitamina D, o que seria mais fácil.

Outro estudo, conduzido por cientistas da Universidade de Bolonha, Itália, com várias tribos por toda a Ásia Central, vivendo em alturas de 600 a 3.200 metros acima do nível do mar, produziu evidências que confirmaram a relação inversa entre luz solar e pressão arterial. A hipertensão foi mais frequente nas baixas altitudes do que nas altas. A força do UVB, o comprimento de onda que produz vitamina D na pele, é muito maior quando a atmosfera é mais tênue.

Vários estudos independentes demonstraram que pacientes hipertensivos que seguiram um programa de exercício vigoroso por seis meses diminuíram sua pressão arterial em 15%, ao passo que aqueles que tiveram uma única exposição à luz ultravioleta do sol tiveram leituras da pressão arterial marcadamente mais baixas por cinco ou seis dias. Exercitar-se sob o sol poderia, portanto, ser um dos melhores tratamentos não medicamentosos para a hipertensão, gratuito e sem efeitos colaterais.

Uma das maiores mentiras da medicina é que uma pessoa deve tomar remédios a vida inteira se for hipertensa. Isso simplesmente não é verdade. Na maioria das pessoas, a luz solar e um programa de nutrição com base em vegetais podem facilmente normalizar os níveis de pressão arterial. Mas, é claro, consulte-se com seu médico antes de mudar qualquer medicação prescrita.

Ao mesmo tempo, exercícios e banhos de sol aumentam o desempenho do coração, medido pela quantidade de sangue bombeado pelo coração a cada batida. Uma única exposição aos raios ultravioleta do sol aumenta o desempenho cardíaco em uma média de 39%, durando novamente por cinco ou seis dias. Uma abordagem como essa poderia substituir com eficácia os medicamentos atualmente usados para estimular o coração.

Deve-se notar que a luz solar não age como uma droga que apenas elimina os sintomas da doença, mas que também restaura o equilíbrio de corpo e mente. Ela deveria ser reconhecida mais como um nutriente necessário do que um medicamento milagroso. Os diabéticos também podem se beneficiar do exercício e da luz solar.

O estudo da Dra. Chantal Mathieu da Universidade de Leuven, Bélgica, com outros pesquisadores, verificou que os níveis baixos de vitamina D poderiam estar ligados ao desenvolvimento de desordens autoimunes, como diabetes e doenças da tireoide.

A luz solar, uma grande fonte de vitamina D, parece reduzir o risco de diabetes tipo 1 em crianças. Essa descoberta foi feita recentemente no Moores Cancer Center da Universidade de San Diego.

O diabetes tipo 1 é a segunda doença crônica infantil mais comum, atrás só da asma. Cerca de 1,5 milhão de americanos têm diabetes tipo 1 e, aproximadamente, 15 mil novos casos são diagnosticados por ano. A doença é a principal causa de cegueira em adultos jovens e de meia-idade e está entre as principais causas de falência renal e de transplantes nesse grupo etário, de acordo com um informativo sobre o estudo.

Conforme o estudo, crianças vivendo perto do equador, que tem uma grande abundância de luz solar, apresentam bem menos probabilidade de desenvolver diabetes tipo 1 do que aquelas que vivem em pontos mais ao norte ou ao sul, que têm muito menos luz solar. Segundo o autor do estudo, Dr. Cedric Garland, os níveis séricos elevados de vitamina D estão associados com taxas de incidência reduzidas de diabetes tipo 1 em todo o mundo.

Se marcarmos a localização (usando latitude, com zero sendo o equador, negativo sendo o Hemisfério Sul, e positivo, o Hemisfério Norte) no eixo horizontal, contra a incidência de diabetes tipo 1 no eixo vertical, teremos como resultado uma parábola. A associação parabólica é forte e nítida. Cinquenta e uma regiões foram estudadas. Essa associação estava presente independentemente da condição econômica e de atendimento à saúde dos locais, significando que até países mais pobres perto do equador, com sistemas de atendimento da saúde menos desenvolvidos, tiveram uma taxa menor de incidência de diabetes tipo 1.

Um controle cuidadoso sobre a quantidade de alimento e bebida que pessoas outrora sedentárias e com sobrepeso ingerem durante e após um exercício de curto prazo tem um impacto significativo na ação da insulina. O mesmo estudo demonstrou um efeito mensurável nos fatores de risco para doença cardiovascular dos sujeitos, segundo os pesquisadores do Departamento de Ciência do Exercício da Universidade de Massachussetts, Amherst. Depois de apenas seis dias de treino na esteira suficiente para queimar 500 quilocalorias (k/cal) por dia, os oito sujeitos no grupo de balanço energético negativo (NEG), que não receberam nenhuma reposição energética, mostraram um aumento significativo ($p = 0,037$) de 40% na ação insulínica (medida pela taxa de desaparecimento de glicose/insulina em repouso). No entanto, a ação insulínica ficou inalterada no grupo de balanço energético zero (grupo ZERO), que deveria tomar um isotônico durante o exercício e comer mais alimento depois para "repor" as 500 k/cal.

Os mesmos sujeitos demonstraram tendências positivas nos fatores de risco tanto tradicionais como novos para doenças cardiovasculares, embora não em um grau significativo. Por outro lado, aqueles no grupo ZERO demonstraram praticamente nenhuma mudança ou mudanças para pior nos fatores de risco para doenças cardiovasculares.

Os níveis de açúcar no sangue dos diabéticos caem quando eles se exercitam ou se expõem ao sol. Uma única exposição estimula a produção da enzima fosforilase, que diminui a quantidade de glicogênio armazenada. Duas horas depois da exposição solar, outra enzima, a glicogênio sintase, aumenta a reserva de glicogênio nos tecidos, enquanto reduz os níveis de açúcar no sangue. Portanto, a luz solar age como a insulina. O efeito pode durar por dias a fio. É importante para os diabéticos saberem que eles podem ter de ajustar sua dose de insulina e deveriam, portanto, se consultar com seu médico regularmente enquanto aumentam aos poucos a exposição à luz solar.

Além disso, tanto a luz solar como o exercício têm efeitos benéficos na redução dos níveis de estresse. Entre eles, estão uma diminuição do nervosismo, da ansiedade e do desequilíbrio emocional, um aumento da tolerância ao estresse, da autoconfiança, da imaginação e da criatividade, mudanças positivas na personalidade e no humor, e uma redução de hábitos prejudiciais à saúde como fumo e alcoolismo.

A vitamina D é um nutriente importante e necessário à saúde – tanto física como emocional. Por se considerar que a vitamina D beneficia o corpo e melhora o humor, a luz solar natural pode estar ligada ao alívio do estresse. Os níveis de serotonina, a substância química responsável pela elevação do humor no cérebro, aumentam na presença do sol. Como resultado, estados de espírito melhores e mais positivos podem resultar de estar ao ar livre durante as horas do dia.

A luz solar artificial é usada como um tratamento para a depressão chamado “fototerapia”. A fototerapia pode ser realizada com o uso de uma caixa de luz que imita os efeitos da luz solar natural. Essa terapia tem como propósito melhorar seu humor causando mudanças bioquímicas, aliviando assim os sintomas de depressão. Outra prática comum para ganhar os benefícios da vitamina D é o bronzeamento solar. Muitos indivíduos alegam que o bronzeamento auxilia na redução de estresse e no relaxamento.

A luz solar é benéfica em praticamente cada um dos problemas de saúde que podem aparecer das perturbações em alguma das três esferas da expressão humana – física, mental ou espiritual. É útil em casos variando de desarranjos funcionais comuns e turbulência emocional a graves doenças orgânicas, com alterações estruturais de tecidos anormais. Estudos russos demonstram que até úlceras duodenais melhoram muito pela exposição regular ao sol.

Uma pesquisa americana concluiu que quando a exposição solar foi somada a programas de condicionamento físico, os sujeitos tiveram um aumento de 19% no desempenho medidos em testes de aptidão física.

No passado, demonstrou-se que a vitamina D mantém a homeostase de cálcio e aprimora a densidade óssea, reduzindo o risco de fraturas. Resultados de um levantamento publicado sugerem que a vitamina D dá suporte à força e às funções musculares, diminuindo assim a chance de quedas que podem levar a fraturas.

Pesquisadores examinaram a relação entre os níveis de vitamina D e a força e a função musculares em 4.100 sujeitos, aproximadamente metade homens e metade mulheres, com 60 anos ou mais, sendo que a média de idade era de aproximadamente 71 anos. As concentrações de vitamina D foram medidas em todos os participantes, que foram então classificados em cinco grupos, de acordo com seus níveis de vitamina D. Os participantes também foram classificados por nível de atividade. Cerca de 75% deles eram ativos, ou seja, caminharam 1,6 quilômetro sem parar, nadaram, correram, andaram de bicicleta, dançaram, fizeram exercícios ou praticaram jardinagem no mês anterior. Aqueles que não fizeram nada disso, cerca de um em cada quatro, foram considerados inativos. Os pesquisadores também controlaram a ingestão de cálcio, o sexo, a idade, a raça ou etnicidade.

Usando um teste de caminhada de 2,4 metros e um teste de sentar-se e levantar-se de uma cadeira repetidas vezes, os investigadores avaliaram a funcionalidade dos membros inferiores de cada sujeito. Quem realizou os testes no menor tempo foi considerado aquele com mais força e funcionalidade muscular.

Sujeitos no grupo de concentração mais elevada de vitamina D tiveram uma média de 5% de redução no tempo de 0,27 segundos no teste de caminhada de 2,4 metros, se comparados com aqueles do grupo de menor concentração. Para o teste de sentar e levantar, o grupo participantes de maior concentração de vitamina D teve uma média de 3,9% de redução de 0,67 segundos, se comparados aos do grupo menor concentração.

Portanto, os pesquisadores associaram a maior concentração de vitamina D com um funcionamento melhor de membros inferiores. Os melhores resultados foram vistos em sujeitos com níveis de 22,5 a 40 nmol/L. Resultados positivos também foram vistos na variação de 40-90 nmol/L.

Os pesquisadores resumiram que tanto nos sujeitos ativos como nos inativos, aqueles com as maiores concentrações tiveram uma função musculoesquelética melhor. Eles observaram que embora concentrações de 40 nmol/L ou maiores fossem desejáveis para uma função ideal, concentrações tão altas quanto 100 nmol/L parecem vantajosas.

Eles continuaram concluindo que a suplementação de vitamina D pode oferecer um modo de melhorar a função dos membros inferiores em sujeitos idosos, ativos e inativos.

Estudos comprovaram que pessoas expostas à luz UV tiveram 50% menos incidência de resfriados do que aquelas que não foram expostas. Seus sistemas imunológicos mantiveram um alto nível de eficiência.

Além disso, crianças que receberam luz UV extra durante o inverno tiveram melhora evidente no condicionamento físico.

Viajar de férias para um local ensolarado, por exemplo, pode ajudar a equilibrar o sistema imunológico durante o inverno.

Passar algum tempo ao ar livre todos os dias, mesmo se tiver frio, também ajuda a satisfazer as exigências de vitamina D. As lâmpadas UV também podem ajudar muito. O Módulo Luminoso UV vendido no site do dr. Mercola, www.mercola.com, produz radicais hidroxilas e outros elementos que neutralizam as toxinas e destroem efetivamente os micróbios até 0,001 mícron quando estes entram em contato com seus poderosos raios UV-C. E se você estiver tomando analgésico, veja isso: um recente estudo em hospital concluiu que pacientes em quartos mais ensolarados precisavam de menos analgésicos do que aqueles em quartos mais escuros. De fato, eles conseguiram cortar os custos com medicamentos em 21%.

Capítulo 13

O que Torna o Sol tão "Perigoso" – a Relação com a Gordura!

A luz solar é mais benéfica para aqueles que têm uma dieta equilibrada, de acordo com suas exigências individuais e biotipo.

O corpo humano precisa do alimento para fornecer energia para todos os processos vitais e para o crescimento, reparo e manutenção de células e tecidos. A alimentação precisa variar de acordo com a idade, o sexo e a ocupação. Uma dieta equilibrada deve conter diferentes tipos de alimentos em quantidades e proporções tais que as necessidades de calorias, sais minerais, vitaminas e outros nutrientes sejam atendidas adequadamente e uma pequena provisão de nutrientes extra é feita para suportar curtos períodos de escassez. Ter uma dieta bem equilibrada regularmente e manter seu peso ideal são fatores cruciais para manter seu bem-estar emocional e físico.

A ingestão de líquidos na forma de bebidas à base de água também é essencial para a boa saúde. A água é imprescindível para o correto funcionamento de rins e intestinos.

Uma má dieta, repleta de gorduras e alimentos processados, pode predispor uma pessoa à queimadura solar ou a outros danos. O banho de sol é perigoso, sim, mas apenas para aqueles que têm uma dieta americana padrão, rica em gorduras, ou não consomem uma fartura de vegetais, grãos integrais e frutas frescas.

Ao fim de um estudo de dois anos, pacientes com câncer de pele com uma dieta pobre em gorduras tiveram significativamente menos lesões do que aqueles que não mudaram sua dieta.

Os helioterapeutas do século anterior colocaram uma grande ênfase na dieta para aumentar ao máximo os benefícios do sol. Até o Dr. Rollier insistiu que refeições saudáveis eram uma parte integrante do tratamento, sugerindo que uma pele bem nutrida responde melhor à luz solar do que uma pele com carência de sais minerais.

Uma boa dieta é de uma importância tão profunda que o banho de sol pode se provar até completamente prejudicial para aqueles que vivem com uma dieta rica em alimentos ultraprocessados, acidificantes e gorduras refinadas ou produtos feitos com elas – basicamente alimentos que não são criados pela natureza – os alimentos industrializados. Álcool, cigarros e outras substâncias redutoras de vitamina e sais minerais, como drogas alopáticas e alucinógenas, também podem deixar a pele muito vulnerável à radiação UV.

A necessidade de processar laboriosamente o alimento em uma *junk food* de baixo valor nutricional é um mistério. Os seres humanos, por todo o mundo, parecem estar escolhendo saídas mais fáceis em todos os caminhos da vida concebíveis. Lassidão define nossas ações – ou melhor, a falta delas. Os novos confortos e conveniências da era não passam de licenças para a preguiça, e ainda assim nós escolhemos desperdiçar tempo e energia em procedimentos complexos completamente desnecessários para "refinar/processar/reduzir" alimentos que estão disponíveis de maneira natural (em uma forma totalmente saudável) em algo não saudável. Por que o homem quer se dar ao trabalho de criar problemas para si mesmo?

Associações contínuas entre o risco crescente de câncer de pele e dietas que sejam ricas em proteínas, gorduras animais, *junk foods*, refrigerantes, óleos vegetais, óleos hidrogenados, gorduras animais e vegetais, além de laticínios (alimentos problemáticos), estão sendo registradas. Ter uma dieta rica em gordura e passar muito tempo no sol é uma má combinação.

Nossos corpos não são expostos a óleos não saudáveis apenas nos alimentos. Você também pode encontrar o infame combustível em produtos para cuidados com a pele, como óleos de bronzeamento e loções. Os óleos não saudáveis em produtos para cuidados com a pele também podem danificá-la. O perigo está no fato de que os raios UV reagem com as gorduras no corpo para formar "radicais livres". Esses produtos são danosos e podem levar a transformações cancerosas das células outrora normais.

Embora com essa nova revelação se possa entender que o sol seja a influência nociva aqui, o fato é que o verdadeiro culpado é uma dieta mais ou menos cheia de gordura, livre de nutrientes frescos e antioxidantes. É a imprudência alimentar que envia o infrator à guilhotina e ordena a execução. A luz solar é apenas uma modalidade no sistema.

Se você tem uma dieta rica em frutas, verduras, legumes e grãos integrais, conseguirá vários nutrientes, antioxidantes, além de outras substâncias vegetais que ajudarão a prevenir a formação dos temidos radicais livres. Alimentos vegetais frescos facilitam e energizam apropriadamente seu corpo para ele ser capaz de lidar com a exposição à luz solar. Antioxidantes protegem sua pele de queimar rápido demais. Também previnem o envelhecimento precoce.

Independentemente dos hábitos alimentares repreensíveis, várias medicações modernas são responsáveis por transformar o sol de amigo em inimigo.

Medicações podem deixar a pele anormalmente sensível à luz solar, o que pode ser denominado como "fotossensibilidade induzida por drogas". Muitos desses medicamentos costumam ser usados, incluindo a maioria dos antibióticos tetraciclina, pílulas anticoncepcionais, anti-histamínicos, antidepressivos, e muitos retinoides (como derivados da vitamina A).

A fotossensibilidade induzida por drogas refere-se ao desenvolvimento da doença cutânea como um resultado dos efeitos combinados de uma substância química e da luz. As exposições apenas à substância química ou à luz não bastam para induzir a doença. No entanto, quando ocorre a fotoativação da substância química, uma ou mais manifestações cutâneas podem aparecer. Elas incluem reações fototóxicas e fotoalérgicas, uma reação liquenoide, pseudoporfíria e lúpus eritematoso cutâneo subagudo. As reações de fotossensibilidade podem resultar de medicações sistêmicas ou compostos aplicados topicamente.

Comprimentos de onda na faixa de UVA (320-400 nm) e, para certos compostos, na faixa visível, têm mais probabilidade de causar reações de fotossensibilidade induzida por drogas, embora às vezes o UVB (290-320 nm) também possa ser responsável por esses efeitos.

As reações fototóxicas ocorrem por causa dos efeitos danosos dos compostos ativados pela luz nas membranas celulares e, em alguns exemplos, no DNA. Por contraste, as reações fotoalérgicas são respostas imunes mediadas pelas células ao composto ativado pela luz. As reações fototóxicas se desenvolvem na maioria dos indivíduos, se eles forem expostos a quantidades de luz e medicamento suficientes. Elas costumam aparecer como uma resposta exagerada de queimadura solar. As reações fotoalérgicas lembram a dermatite de contato alérgica, com uma distribuição limitada a áreas do corpo expostas ao sol. Porém, quando as reações são graves ou prolongadas, podem se estender para áreas cobertas da pele.

As reações fotoalérgicas se desenvolvem em apenas uma minoria dos indivíduos expostos ao composto e à luz. Elas são menos prevalentes do que as reações cutâneas fototóxicas. A quantidade de droga necessária para evocar reações fotoalérgicas é consideravelmente menor do que aquela necessária para reações fototóxicas. Além disso, as reações fotoalérgicas são uma forma de imunidade mediada por células. Os sintomas iniciais costumam aparecer 24-72 horas depois da exposição à droga e à luz. Por sua vez, as respostas fototóxicas costumam ocorrer minutos ou horas depois da exposição à luz.

As reações fototóxicas são consideravelmente mais comuns do que as reações fotoalérgicas.

Há 400 drogas conhecidas por causar reações de sensibilidade à luz e são fotoalérgicas. Se você não tiver certeza se alguns de seus remédios podem causar fotossensibilidade, verifique com seu médico ou farmacêutico.

Tanto as reações fototóxicas quanto as fotoalérgicas ocorrem nas áreas da pele expostas ao sol, incluindo o rosto, a região em V do pescoço, além do dorso das mãos e dos antebraços. O couro cabeludo, as áreas pós-auricular e periorbital, e a porção submental do queixo costumam ser poupados. Uma erupção difusa sugere uma exposição a um fotossensibilizante sistêmico, ao passo que uma erupção localizada indica uma reação a um fotossensibilizante aplicado no local.

As reações fototóxicas na pele podem aparecer da seguinte forma

- A fototoxicidade aguda começa muitas vezes como uma reação de queimadura solar exagerada, com eritema e edema que ocorrem em minutos ou horas após a exposição à luz. Vesículas e bolhas podem se desenvolver com reações graves. As lesões muitas vezes são curadas com hiperpigmentação, o que resolve em uma questão de semanas a meses. A fototoxicidade crônica também pode aparecer como uma reação de queimadura solar exagerada.
- Outras manifestações cutâneas de toxicidade menos comuns incluem alterações pigmentares. Uma pigmentação cinza-azulada está associada com vários agentes, incluindo amiodarona, clorpromazina, e alguns antidepressivos tricíclicos. As reações aos extratos botânicos contendo psolareno (fitofotodermatite) e drogas podem se resolver, com uma descoloração amarronzada. Com frequência, a alteração pigmentar é precedida por uma típica reação de queimadura solar. Se a reação não for grave, alguns pacientes podem não notar o eritema.
- Drogas fotossensibilizantes também podem causar uma erupção parecida com um líquen plano em áreas expostas ao sol. Entre as drogas com maior probabilidade de causar esse tipo de reação estão a demeclociclina, a hidroclorotiazida, o enalapril, a quinina, a quinidina, a cloroquina e a hidroxicloroquina.

- Pseudoporfiria, que envolve alterações parecidas com a porfiria cutânea tardia na fragilidade da pele e bolhas subepidérmicas no dorso das mãos. Pode ocorrer depois da exposição ao naproxeno, ácido nalidíxico, tetraciclina, sulfonilureias, furosemida, dapsona, amiodarona, bumetanida e piridoxina. O uso frequente de camas de bronzeamento artificial e insuficiência renal crônica são outros fatores predisponentes.

Reações fototóxicas em unhas

A foto-onicólise, ou descolamento da placa distal da unha do leito ungueal, é outra manifestação. Relatou-se a foto-onicólise com o uso de muitas medicações sistêmicas, incluindo tetraciclina, psolareno, cloranfenicol, fluoroquinolonas, contraceptivos orais, quinina e mercaptopurina. A foto-onicólise pode ser a única manifestação de fototoxicidade em indivíduos com a pele muito pigmentada.

As reações fotoalérgicas na pele aparecem da seguinte forma

- As reações fotoalérgicas normalmente se desenvolvem em indivíduos sensibilizados 24-48 horas depois da exposição. A reação se manifesta em geral como uma erupção eczematosa pruriginosa. O eritema e a formação de vesículas estão presentes na fase aguda.
- Uma exposição mais crônica resulta em eritema, liquenificação e descamação.
- Não ocorre a hiperpigmentação em reações fotoalérgicas.

Voltando às más condutas alimentares, vamos entender quais são os alimentos mais perigosos. Em particular, as gorduras poli-insaturadas, como aquelas contidas em produtos refinados e pobres em vitamina E, como óleo vegetal leve, maionese, molhos para salada, e a maioria das marcas de margarina, constituem um risco particularmente alto de câncer de pele e da maioria dos outros tipos.

Estudos ligaram até a alta ingestão de gordura total ao risco crescente de desenvolver novamente um carcinoma celular escamoso entre pessoas com um histórico de câncer de pele.

Além de proteger a pele do excesso de luz solar, pessoas com um histórico de câncer de pele se beneficiariam de uma redução da ingestão de gorduras totais.

Ibiebele *e colaboradores* estudaram as dietas de 457 homens e 600 mulheres, de 25 a 75 anos de idade. Eles determinaram sua ingestão diária de gorduras saturadas, monossaturadas e poli-insaturadas em carnes, frituras, pães e vegetais, e no cozimento. Os pesquisadores relataram no *International Journal of Cancer* [Revista Internacional de Câncer] que os homens e as mulheres viviam na região subtropical de Nambour, Queensland, uma área com alta concentração de luz ultravioleta. Durante o acompanhamento de 11 anos, 267 dos participantes do estudo desenvolveram 664 tumores de pele basocelular. Outros 127 homens e mulheres desenvolveram um total de 235 tumores de pele de células escamosas. Nos sujeitos com um histórico prévio de câncer de pele, a ingestão de gorduras totais estava associada com um risco aproximadamente duas vezes maior de câncer de pele de células escamosas. Esse achado, segundo notaram os investigadores, "corrobora o corpo da literatura, que demonstra que as pessoas com câncer de pele prévio não se beneficiam de uma dieta rica em gorduras".

Desde 1974, o aumento no consumo de gorduras poli-insaturadas foi o culpado pelo crescimento alarmante de melanoma maligno na Austrália. Nós ouvimos falar que o sol o causa. Os australianos estão saindo no sol mais agora do que há 50 anos? De jeito nenhum! O que eles, com certeza, estão fazendo é consumindo mais óleos poli-insaturados. Constatou-se a presença de óleos poli-insaturados nas células da pele de vítimas da doença. Os óleos poli-insaturados oxidam na hora com a radiação ultravioleta do sol, formando aqueles radicais livres prejudiciais e prosseguem, então, ao dano do DNA da célula, levando em seguida à desregulação que chamamos de câncer. As gorduras saturadas são, por outro lado, estáveis. Não oxidam nem formam radicais livres.

Óleos não tratados, extraídos com prensa extrusora,[6] contêm os dois tipos de gorduras, com proporções variáveis. Ambos os tipos de gordura são úteis para o corpo. O óleo de gergelim, por exemplo, tem 50% de gorduras poli-insaturadas e 50% de monoinsaturadas. Se

6. Um dos métodos empregados para a extração de óleos comestíveis, explicado no próximo capítulo.

as gorduras monoinsaturadas forem retiradas do óleo por meio do processo de refino, suas gorduras poli-insaturadas ficam altamente reativas e danosas às células. Esse fenômeno é bem fácil de entender. As gorduras poli-insaturadas ficam mais vulneráveis à peroxidação lipídica (rancificação) do que as monoinsaturadas. Em outras palavras, elas logo atraem um número maior de radicais livres de oxigênio e se oxidam. Os radicais de oxigênio são gerados quando as moléculas de oxigênio perdem um elétron. Isso as torna muito reativas. Esses radicais livres podem atacar rapidamente e danificar células, tecidos e órgãos. Podem ser formados nas gorduras poli-insaturadas refinadas quando estas são expostas à luz solar antes do consumo. Os radicais livres também podem se formar nos tecidos depois do consumo do óleo.

O oxigênio é essencial para a vida, porém é também inerentemente perigoso à nossa existência. Esse é o chamado paradoxo do oxigênio.

O oxigênio é necessário no metabolismo normal dentro da célula para criar energia (chamada de oxidação) e, nesse processo, são criados os radicais livres de oxigênio ativos. Nós produzimos radicais livres a cada respiração. O consumo de óleos poli-insaturados aumenta a carga de radicais livres no corpo.

Os radicais livres são aquilo que deixa as maçãs e as batatas cortadas marrons. Eles também são aquilo que deixam as carnes gordurosas rançosas.

São moléculas instáveis e incompletas. Moléculas de oxigênio, ácidos graxos e aminoácidos são os blocos de construção básicos na natureza. Os elétrons mantêm as moléculas juntas e moléculas normais têm pares de elétrons. Ao perder um elétron, a molécula se torna um radical livre. Ele é desequilibrado e extremamente reativo com outras moléculas.

Para recuperar seus elétrons perdidos, eles roubam elétrons de outras moléculas sempre que podem, e as moléculas da vítima destituída se danificam no processo e se tornam radicais livres. O roubo de elétrons é uma reação em cadeia. Se as moléculas não forem logo neutralizadas por um antioxidante, podem criar radicais livres ainda mais voláteis ou causar danos às membranas celulares, às paredes dos vasos sanguíneos, às proteínas, às gorduras ou até ao DNA nos núcleos das células. O dano celular pelos radicais livres é chamado de estresse oxidativo. Uma pesquisa científica estabeleceu que o estresse oxidativo, ou o dano celular pelos radicais livres, é a causa principal de mais de 70 doenças degenerativas crônicas.

Os radicais livres podem romper as paredes das células e alterar o DNA, levando assim a um mau funcionamento da célula.

O estresse oxidativo tem o potencial de subjugar todos os nossos sistemas protetores e causar doenças degenerativas crônicas. Quando as proteínas danificadas, gorduras, membranas celulares e estruturas do DNA não são reparadas de forma adequada, podem criar mais problemas na função celular. As mutações causadas no núcleo podem resultar em câncer.

Os lipídios danificados levam a membranas celulares rígidas. O colesterol oxidado costuma levar ao enrijecimento das artérias, e cadeias de DNA mal reparadas levam à mutação celular (geração futura das células), como as implicadas no câncer e no envelhecimento.

Com o passar do tempo, nossos sistemas imunológicos vão perdendo aos poucos o vigor em sua resposta a doenças e infecção. Então, é de suma importância que façamos todos os esforços para evitar uma overdose de radicais livres pelo abuso ou consumo em excesso das gorduras e óleos que os produzem.

Antes de seguirmos adiante, creio ser importante saber que todas as gorduras NÃO são a mesma coisa. Uma concepção errada comum que o público em geral e alguns nutricionistas ignorantes têm é de que todas as gorduras são basicamente as mesmas. Isso não é verdade. Há, de fato, certos óleos e gorduras que precisamos evitar, mas devemos sempre ser muito específicos sobre quais são eles. Vamos definir nossos termos para acabar com a confusão de uma vez por todas.

Ácidos graxos são cadeias de átomos de carbono e hidrogênio unidas de certa forma com um ácido, ou grupo de carboxila, ligado a uma das pontas. Quando três ácidos graxos são unidos com uma molécula de glicerol, o resultado é um triglicéride.

Na bioquímica lipídica, todos os ácidos graxos são classificados de acordo com o número de átomos de carbono apresentados em sua estrutura, bem como o grau de saturação, ou quantos átomos de hidrogênio são ligados aos carbonos. Um ácido graxo com dois átomos de hidrogênio ligados a cada átomo de carbono é saturado. Um ácido graxo sem dois átomos de hidrogênio é monoinsaturado e um ácido graxo sem quatro ou mais átomos de hidrogênio é poli-insaturado.

Todas as gorduras e óleos, de origem animal ou vegetal, são misturas desses três tipos, mas com a predominância de um deles, no geral, dependendo do alimento em questão.

As gorduras saturadas predominam principalmente em gorduras animais, embora o óleo de coco e o azeite de dendê sejam conhecidas fontes vegetais. As gorduras monoinsaturadas são abundantes em nozes e castanhas, abacates, azeite e em algumas gorduras animais (principalmente a banha). As gorduras poli-insaturadas (AGPIs, na sigla para ácidos graxos poli-insaturados) entram na composição especialmente dos óleos vegetais, mas quantidades significativas são encontradas nos óleos de peixe e na pele do frango.

Quanto mais uma gordura for saturada, mais estável ela é quimicamente. As gorduras saturadas e monoinsaturadas não ficam rançosas com facilidade, se armazenadas de maneira correta. Da mesma forma, essas gorduras são mais estáveis sob o calor, tornando-as ideais para cozinhar. As gorduras poli-insaturadas, no entanto, especialmente aquelas de origem vegetal, não são tão estáveis e ficam rançosas mais rápido, mesmo no corpo. Os óleos poli-insaturados são tão vulneráveis que até à temperatura ambiente e sob uma luz suave, a oxidação ocorre dentro da garrafa. Todos os óleos vegetais poli-insaturados vendidos em mercados ficaram rançosos de alguma forma antes mesmo de você levá-los para casa. Como os óleos foram altamente refinados e desodorizados, você não sente o cheiro nem o gosto de nada, mas os radicais livres estão lá, esperando para atacar seu corpo.

Se você guardar o óleo na despensa, na temperatura ambiente, o processo de oxidação continuará. Quando a garrafa for aberta e o óleo exposto ao oxigênio no ar, a oxidação se acelerará. Se você o deixar na bancada, onde fica exposto à luz, a oxidação progride ainda mais rápido. Para piorar ainda mais as coisas, se usá-lo no cozimento, acelerará muito o ritmo da oxidação e da formação de radicais livres. Por isso, você nunca deve usar óleos poli-insaturados na culinária. A maioria das pessoas faz isso o tempo todo. Compram uma garrafa de óleo de soja, por exemplo, e o deixam na despensa durante meses, e o usam com margarina em tudo o que cozinham. Comer um hamburger com batatas fritas pode inundar seu corpo com radicais livres. Os dois alimentos são aquecidos com óleos refinados. O processo de aquecimento pelo qual os óleos nesses alimentos passam aumenta muito sua oxidação e, consequentemente, os efeitos danosos aos tecidos. Não é surpresa o fato de câncer, diabetes, Alzheimer e outras doenças associadas com radicais livres estarem se tornando cada vez mais prevalentes hoje em dia. Uma das melhores formas de prevenir essas doenças é não usar óleos poli-insaturados na culinária.

As gorduras poli-insaturadas nos óleos refinados (privados de suas gorduras monoinsaturadas) são praticamente indigestas e por isso se tornam perigosas ao corpo. A margarina, por exemplo, está a apenas uma molécula de distância do plástico, por isso é dificílima de digerir.

Originalmente as margarinas eram feitas de sebo bovino, leite e água. Depois as receitas mudaram para incluir banha, óleo de baleia, azeite e os óleos de coco, amendoim e algodão. No meio do século XX, uma emulsão de soja e água substituiu o leite. As margarinas poderiam, então, ser feitas totalmente de óleos baratos de fontes vegetais. Em todas essas formas, a margarina era o parente pobre da manteiga.

Na década de 1920, uma nova doença "tomou" de repente todo o mundo industrializado. Até 1940, se tornou a causa principal de morte prematura – e ninguém sabia por quê. Em 1950, um cientista americano admitiu a hipótese de que o colesterol poderia ser o culpado. Em 1953, outro americano, Ancel Keys, comparou os níveis dessa doença com as quantidades de gordura em sete países. E assim nasceu a hipótese "dieta-coração". A nova enfermidade era a doença cardíaca coronariana.

Para reduzir o risco de um ataque cardíaco, Ancel Keys recomendou reduzir os óleos vegetais e margarinas. No entanto, descobriu-se que os óleos vegetais, compostos em grande parte de gorduras insaturadas e óleos, tendiam a diminuir os níveis de colesterol no sangue, enquanto as gorduras saturadas costumavam elevá-los. A essa altura, decidiu-se, basicamente pelo voto da maioria, que o colesterol elevado aumentava o risco de um ataque cardíaco. O colesterol se tornou o grande culpado. Com o advento da "Dieta Prudente" nos Estados Unidos em 1982, e a introdução da "alimentação saudável" pelo Coma (Committee on the Medical Aspects of Food Policy) [Comitê sobre os Aspectos Médicos da Política Alimentar] na Grã-Bretanha dois anos depois, as gorduras na nossa dieta mudaram ainda mais drasticamente: nos recomendaram evitar gorduras animais, como manteiga e banha, que têm uma proporção maior de gorduras saturadas, e a favorecer em grande parte margarinas vegetais e óleos de cozinha. Agora as margarinas poderiam rivalizar em preço com a manteiga. Recentemente, foram desenvolvidas margarinas específicas para baixar os níveis de colesterol, e os preços aumentaram de novo. A Benecol, por exemplo, feita de casca de árvore é consideravelmente mais cara do que a manteiga.

A margarina é um alimento natural de verdade?

As gorduras poli-insaturadas usadas para fazer a margarina são obtidas em geral de fontes vegetais: semente de girassol, semente de algodão e soja. Vistas dessa forma, elas podem ser consideradas alimentos naturais. Normalmente, no entanto, elas são empurradas ao público na forma de margarinas e óleos ultraprocessados, além dos chamados *spreads* (cremes e pastas para passar no pão, torradas, etc.) e, como tais, não são nada naturais.

Em 1989, encontraram benzeno, um solvente à base de petróleo, conhecido por causar câncer, na água mineral Perrier em uma concentração média de 14 partes por bilhão. Isso era o suficiente para fazer a Perrier ser retirada das gôndolas dos supermercados. O primeiro processo na fabricação da margarina é a extração de óleos das sementes, e isso costuma ser feito usando solventes com base de petróleo semelhantes. Embora sejam fervidos, esse estágio do processo ainda deixa cerca de 10 partes por milhão de solventes no produto. Isso é 700 vezes 14 partes por bilhão.

Os óleos, então, passam por mais de dez outros processos: degomagem, branqueamento, hidrogenação, neutralização, fracionamento, desodorização, emulsificação, interesterificação, etc. que incluem o tratamento com calor a 140-160ºC com uma solução de soda cáustica; o uso de níquel como catalisador, um metal conhecido por causar câncer, com até 50 partes por milhão do níquel deixado no produto; a adição de antioxidantes, como o hidroxianisol butilado (E320). Esses antioxidantes costumam ser novamente à base de petróleo e considerados por muitos causadores de câncer.

O processo de hidrogenação, que solidifica os óleos para que eles possam ser espalhados, produz ácidos de gordura trans que raramente ocorrem na natureza.

Apenas o tratamento com calor é o bastante para tornar essas margarinas inadequadas nutricionalmente. Quando o tratamento químico pesado e as gorduras artificiais são adicionados, o produto resultante não pode ser chamado de natural nem de saudável.

Você pode estar interessado em uma lista de ingredientes que, em geral, estão presentes na manteiga e na margarina:

Manteiga: leite, gordura (nata), um pouco de sal.

Margarina: óleos comestíveis, gorduras comestíveis, sal ou cloreto de potássio, palmitato de ascorbila, hidroxianisol butilado, fosfolipídios, buti-lhidroquinona terciária, mono- e diglicerídeos de ácidos graxos formadores de gorduras, guanilato dissódico, diacetiltartárico e estéres de ácido graxo de glicerol, galato de propila, octila ou dodecila (ou misturas disso), tocoferóis, mono e diésteres de propileno glicol, ésteres de sacarose de ácidos graxos, extratos de cúrcuma e urucum, ácido tartárico, 3,5, trimetil hexano, éster metílico ou etilíco de ácido β-apo-carotenoide, leite desnatado em pó, xantofilas, cantaxantina, vitaminas A e D.

É óbvio que os óleos poli-insaturados e óleos altamente refinados devem ser evitados, ao passo que os óleos monossaturados e saturados, mais saudáveis, são de longe as escolhas preferíveis.

O azeite pode ser usado com tranquilidade por ser fundamentalmente uma gordura monoinsaturada e, portanto, muito mais estável do que os óleos poli-insaturados. É ótimo para usar em saladas e alimentos em baixas temperaturas. É bom guardar na geladeira e usar em até um mês ou pouco mais.

As únicas gorduras que você deve usar para cozimento em temperatura moderada a alta são as gorduras saturadas, como banha, manteiga e óleo de coco. Elas contêm grandes quantidades de antioxidantes naturais, o que as tornam muito mais seguras contra a oxidação por radicais livres. Também são bem fáceis de digerir. A banha tem um alto ponto de fumaça, o que faz dela um bom óleo para altas temperaturas. O óleo de coco tem o maior conteúdo de gordura saturada, de modo que serve como um excelente óleo de cozinha multipropósito. É muito estável sob o calor, mas tem um ponto de fumaça relativamente baixo.

As gorduras saturadas têm muitos nutrientes e substâncias vitais. A manteiga, por exemplo, é rica em vários oligoelementos, incluindo selênio, um importante antioxidante que previne o câncer. Vários estudos ligaram os baixos níveis de selênio com taxas mais elevadas de câncer e doença cardíaca. A manteiga também contém todas as vitaminas solúveis em gordura, especialmente as vitaminas A e D, dois antioxidantes que protegem contra o câncer. Além de conter quantidades uniformes de dois ácidos graxos: o butírico e o láurico. As duas substâncias são antifúngicas, antibacterianas e anticarcinogênicas. (O óleo de coco, o azeite de dendê e o queijo roquefort são outras fontes significativas de ácido láurico.) A manteiga também é a melhor fonte de um ácido graxo específico que tem recebido muita atenção ultimamente: o ácido linoleico conjugado.[7]

7. O ácido linoleico conjugado (ALC) é um ácido graxo produzido por animais ruminantes, como as vacas. É um isômero do ácido linoleico. As formas naturais são encontradas na gordura do leite (especialmente nos queijos mais gordurosos) e na gordura da carne. Demonstrou-se que o ALC inibe o desenvolvimento do câncer, incluindo de mama. A edição de outubro de 2000 da revista *Journal of the American College of Nutrition* continha um resumo de pesquisa descrevendo como o ALC promove crescimento muscular e queima de gordura pelo corpo. Em outras palavras, o ALC é um ácido graxo que o ajuda a perder a gordura indesejada e construir um corpo mais magro. Onde encontrar o ALC? Algumas empresas de suplementos agora fabricam o ALC em cápsulas, mas a melhor fonte é a gordura de vacas alimentadas com capim. É importante que você procure por manteiga integral. Por quê? Porque as vacas produzem o ALC do capim em seus estômagos. Vacas criadas comercialmente que só comem ração de soja ou milho produzem pouco ALC, se é que produzem.

O óleo de coco é outro bom exemplo. Muito usado no passado na panificação, esse óleo é muito rico em ácido láurico. Esse ácido graxo converte-se nos intestinos em monolaurina, uma poderosa substância antifúngica, antiviral e antibacteriana. O óleo de coco também contém ácido caprílico, outro poderoso antifúngico. Uma pesquisa recente demonstra que o óleo de coco estimula o sistema imunológico e oferece benefícios substanciais a indivíduos HIV soropositivos. Mas essas propriedades são perdidas em meio a um excesso de alertas injustificados sobre "os perigos da gordura saturada".

Depois de aprender sobre os perigos sutis das gorduras insaturadas, com uma compreensão para evitar o problema, pode-se querer fugir completamente dessas gorduras. Todas as plantas contêm gorduras insaturadas. Até a carne comercializada tem essas gorduras (30% ou mais), pois os animais criados para consumo são alimentados com soja e milho, ambos ricos em gorduras insaturadas.

Como todos os vegetais contêm óleos insaturados, exceto frutas e sucos de frutas, é impossível evitá-los. Porém, seria bom lembrar que a fibra nos vegetais oferece certa proteção contra a toxicidade dos efeitos da decomposição química desses óleos no corpo. As gorduras poli-insaturadas nos óleos refinados são difíceis de digerir, porque são privadas de seu volume natural e não são mais protegidas contra os radicais livres por seu protetor natural, a vitamina E, um poderoso antioxidante (a vitamina E interfere no processo de oxidação). A vitamina E e muitos outros nutrientes valiosos são filtrados ou destruídos durante o processo de refino.

Algumas gorduras poli-insaturadas são, na verdade, necessárias ao corpo, os chamados ácidos graxos essenciais (AGEs).

Dois desses AGEs são o linolênico (um ácido graxo ômega-3) e o linoleico (um ácido graxo ômega-6). Os números 3 e 6 indicam onde a primeira ligação dupla ocorre na molécula do ácido graxo. Em um ácido graxo ômega-3, por exemplo, a primeira ligação dupla ocorre no terceiro átomo de carbono. O corpo pega os AGEs e cria outros ácidos graxos ômega-3 e 6, bem como as substâncias parecidas com hormônios chamadas de prostaglandinas para realizar inúmeras funções metabólicas. No passado, os seres humanos tinham um consumo equilibrado de linolênico e outros ácidos graxos ômega-3 (encontrados principalmente em sementes de chia, peixes de água fria, nozes, ovos, óleo de linhaça, vegetais de folhas verde-escuras, óleo de fígado de bacalhau e alguns grãos integrais), e de linoleico e outros ácidos graxos ômega-6 (encontrados especialmente em vegetais), e isso é como deveria ser, pois ambos são igualmente importantes. Essas gorduras não deveriam ser consumidas em excesso em virtude da probabilidade de efeitos tóxicos. Além disso, seres humanos e animais têm enzimas dessaturases, que podem sintetizar as gorduras insaturadas dos ácidos oleico e palmitoleico quando privados dos chamados ácidos graxos essenciais.

A verdade é que ninguém deu uma evidência fisiológica correta de que esses ácidos graxos poli-insaturados (AGPIs) são, na verdade, componentes essenciais da nossa "dieta". Entretanto, eles são necessários em pequenas quantidades no corpo para uma certa função. Durante os últimos dez anos, muitos artigos de revistas relataram de modo interessante que o corpo pode produzir sua própria qualidade de óleos insaturados em pessoas que não consomem os exógenos. AGPIs obtidos externamente em grande quantidade sobrecarregam e apenas envenenam as enzimas dentro de seu corpo, que são necessárias para a síntese natural dos óleos insaturados.

A Dra. Enig, uma famosa nutricionista, disse que as gorduras que os seres humanos consumiam há milênios eram quase sempre mais saturadas do que insaturadas. A gordura ou o óleo extraído com mais facilidade, como a gordura que vinha do animal ou, em áreas tropicais, o óleo que vinha do coco ou do dendê, eram aqueles usados na culinária. As pessoas realmente não tinham a habilidade de extrair óleo de vegetais como milho, como fazem hoje. No entanto, elas tiravam seus AGEs de muitas dessas plantas quando eram incluídas nos alimentos que consumiam. Esse era o modo como os AGEs eram consumidos historicamente. Em outras palavras, assim como nossos ancestrais, é melhor ter mais gorduras saturadas na nossa dieta e receber seus AGEs de alimentos integrais do que de óleos vegetais processados.

Você pode questionar se aumentar sua ingestão de gordura saturada não aumentará suas chances de uma doença cardíaca. A Dra. Enig diz que não. A ideia de que gorduras saturadas na alimentação e o colesterol causam doença cardíaca ou "artérias entupidas" é completamente errada. Estudos revelaram que, na verdade, a placa arterial é composta em grande parte de gorduras insaturadas, particularmente poli-insaturadas.

Na verdade, o corpo precisa de gorduras saturadas para utilizar corretamente os AGEs. As gorduras saturadas também diminuem os níveis sanguíneos da lipoproteína A prejudicial às artérias (os níveis de LpA são elevados pelos ácidos graxos trans, AGTs) e são necessárias para uma utilização adequada de cálcio nos ossos. Também estimulam o sistema imunológico. Elas são o alimento preferido para o coração e outros órgãos vitais e, com o colesterol, aumentam a estabilidade estrutural da parede celular. A Dra. Enig comenta ainda: "Aumentar a ingestão das gorduras saturadas poupa o suprimento de antioxidantes do corpo que se esgota rapidamente com uma dieta rica em gorduras poli-insaturadas. Essa é outra forma pela qual as gorduras saturadas protegem efetivamente contra o câncer".

Quando há um excesso de ácido linoleico na dieta, no entanto, a habilidade do nosso corpo em absorver e utilizar o ácido linolênico é inibida. Isso causa uma série de reações indesejáveis, incluindo disfunção sexual e imunológica, e aumento do risco de câncer. A ingestão do ácido linoleico aumentou muito no mundo ocidental por causa do uso crescente de óleos vegetais nos últimos 60 anos. Não é surpresa as taxas de câncer (e doença cardíaca) subirem tanto.

Há mais um tipo de "ácido graxo" produzido durante o processo químico chamado de ácido graxo trans (AGT). Essas são as gorduras artificiais que nossos corpos não conseguem utilizar direito, por causa de sua estrutura química bizarra. Em um AGT, um óleo vegetal líquido foi solidificado, forçando os átomos de hidrogênio para dentro dele com a ajuda de um catalisador de níquel. O processo de hidrogenação usado pela indústria de óleos e gorduras produz gorduras trans, que são mais prejudiciais do que quaisquer outros óleos e gorduras porque emprega: 1) alta temperatura; 2) um catalisador de metal, como níquel, zinco, cobre, ou outros metais reativos; e 3) gás hidrogênio. Em termos de aparência, uma gordura hidrogenada se parece com uma saturada pois ambas são sólidas à temperatura ambiente. Essa é uma combinação volátil projetada para extrair e processar óleos, mas resulta em um produto extremamente tóxico com o qual o corpo reage como faz com outras toxinas e venenos. Essas gorduras não são só tóxicas, aumentando a necessidade do corpo por vitamina E, entre outros antioxidantes (substâncias que protegem o corpo contra efeitos prejudiciais), mas também deprimem gravemente o sistema imunológico. Embora essas gorduras e óleos sejam solidificados e estabilizados por meio do refino, em um nível molecular, os AGTs são bem diferentes, o que os torna inutilizáveis pelo corpo. Basicamente, a adição química do hidrogênio para saturar as ligações duplas faz o óleo se solidificar, imitar a manteiga, mas isso não é tudo. Esses óleos artificiais são prejudiciais de inúmeras formas. Um estudo galês relacionou a concentração dessas gorduras trans artificiais à gordura corporal com altas taxas de morte por doença cardíaca.

O governo holandês já baniu quaisquer produtos contendo ácidos graxos trans. Algumas das consequências indesejáveis são as seguintes:

- Aumenta o colesterol LDL, o tipo ruim de colesterol, que causa depósitos de placas nas artérias, aumentando assim o risco de doença cardiovascular. Uma pesquisa da Escola de Medicina de Harvard, na qual os hábitos alimentares de 85 mil mulheres foram observados por mais de oito anos, constatou que aquelas que comiam margarina tinham maior risco de doença coronariana. Outros estudos demonstraram que os ácidos graxos trans impedem o corpo de processar a Lipoproteína de Baixa Intensidade (LDL, na sigla em inglês) ou mau colesterol, elevando assim o colesterol sanguíneo a níveis anormais.

- O consumo de gordura trans também reduz o tamanho da partícula das moléculas de LDL, tornando-as mais danosas às artérias.
- Diminui o colesterol HDL – o tipo de colesterol bom.
- Promove a resposta inflamatória, que é uma superestimulação do sistema imunológico, causando doença cardíaca, derrame, diabetes, entre outras condições crônicas.
- Pode aumentar o risco de diabetes – há uma evidência científica que sugere que o consumo de gordura trans pode levar à resistência insulínica e, como consequência, aumentar o risco de desenvolver diabetes tipo 2.
- As gorduras trans inibem a habilidade da célula de usar oxigênio, necessário para transformar os gêneros alimentícios pela queima em dióxido de carbono e água. As células, impedidas de completar seus processos metabólicos, podem, assim, se tornar cancerosas.
- As gorduras trans também deixam o sangue mais espesso, aumentando a viscosidade das plaquetas. Isso multiplica as chances de coágulos sanguíneos e o acúmulo de depósitos de gordura, podendo levar a doença cardíaca.

Essas gorduras falsas podem ser obtidas de gorduras e óleos vegetais derivados de plantas, como os óleos de canola (da semente de colza), soja, cártamo, girassol e milho. Elas também podem ser encontradas nos produtos que contenham essas gorduras, como a margarina, molhos para salada, maionese, óleos e gorduras para cozinhar e assar, e muitos alimentos processados e prontos que contêm essas gorduras e óleos. A margarina pode conter até 54% deles, a gordura vegetal até 58%. Alguns produtos típicos que contêm esses óleos e gorduras trans são pães, produtos de confeitaria, bolos, biscoitos, muffins, pães doces, batatas fritas e chips, salgadinhos, sopas, carnes enlatadas, carnes processadas, substitutos de nata e aromatizantes, sorvetes, mix de castanhas e assim por diante. Em outras palavras, quase todos os alimentos com um prazo de validade longo, que são processados, refinados, preservados e não frescos podem conter gorduras trans.

A única forma de eliminá-las é não consumir nenhum alimento processado, fazer seus próprios condimentos, sopas, caldos, etc. em casa, e comprar alimentos "de verdade", não processados.

As plantas com as quais gorduras vegetais e óleos são produzidos desenvolveram uma variedade de toxinas criadas pela natureza para protegê-las de "predadores", como animais de pastoreio, e suas sementes contêm uma série de toxinas. Os óleos das sementes por si sós bloqueiam as enzimas digestivas que quebram as proteínas no estômago.

Essas enzimas digestivas são necessárias para uma digestão adequada, para a produção dos hormônios tireoidianos, para a remoção de coágulos, para a imunidade e para a adaptabilidade das células. Portanto, usar essas plantas para produzir óleos e gorduras não é natural, e elas são muito prejudiciais ao organismo.

De um ponto de vista nutricional, as gorduras trans não proporcionam nenhum benefício aparente e podem apenas ser potencialmente nocivas. A Associação Cardíaca Americana recomenda que o consumo de gordura trans deva ser menor do que 1% do total das calorias diárias (cerca de dois gramas por dia, se nos basearmos em uma dieta de dois mil calorias por dia), mas o ideal seria evitá-las completamente.

Aqui estão algumas dicas para tirar as gorduras trans tóxicas da sua vida:

- Leia as informações nutricionais e dê preferência a produtos que dizem ter zero grama de gordura trans. Em seguida, verifique os ingredientes. Se você ler "óleo parcialmente hidrogenado" na lista, devolva o produto à gôndola. Esses produtos podem ter até 0,5 grama (a FDA permite que um produto afirme ter zero grama se conter 0,5 grama ou menos).
- Se você tiver de comprar um produto com óleo hidrogenado, tenha muito cuidado de apenas comer uma porção – se comer muitas porções consumirá muito mais gorduras trans.
- Use azeite, óleo de coco ou até manteiga em vez de margarina ao cozinhar em casa.
- Quando jantar fora, evite frituras.
- É o consumo de ácido graxo trans, em oposição ao de ácido graxo saturado, que está muito relacionado ao câncer, à doença

cardiovascular, entre outras enfermidades. Essa é uma combinação volátil projetada para extrair e processar óleos, mas resulta em um produto extremamente tóxico, ao qual o organismo apenas reage como faria com outras toxinas e venenos.

Vários centros de pesquisa nos Estados Unidos desenvolveram uma dieta que pode reverter o endurecimento das artérias (aterosclerose). Alguns especialistas acreditam agora que essa mesma dieta pode auxiliar muito na prevenção e no tratamento de doença cardíaca, apendicite, doença diverticular, pedras na vesícula, hipertensão, varizes, trombose venosa profunda, embolia pulmonar, hérnia do hiato, hemorroidas, certos tipos de câncer, colite e obesidade.

Essa dieta é muito natural. É uma dieta vegetariana. É pobre em gorduras e proteínas e rica em carboidratos complexos, como batatas, feijões, milho, frutas frescas e muitos outros alimentos não processados. Alimentos refinados devem ser eliminados.

Um alimento natural é aquele que vem com toda a sua carga nutricional e fibras, além de todas as vitaminas e minerais, que existem para ajudar a metabolizar e digerir o alimento natural. A natureza queria que nós recebêssemos a carga nutricional e a fibra além das vitaminas, os minerais e outros nutrientes juntos para ter um equilíbrio nutricional harmonioso. Quando as gorduras poli-insaturadas são extraídas de seus alimentos originais naturais, elas precisam ser refinadas, desodorizadas, e até hidrogenadas, dependendo do produto alimentar para a qual serão usadas. Em outras palavras, a maior parte da carga nutricional natural é perdida.

Entre os alimentos que não são naturais e não estão incluídos na dieta estão aqueles que foram processados ou industrializados. Existe uma abundância de exemplos. Uma caminhada por qualquer mercado revelará corredor atrás de corredor de alimentos refinados e ultraprocessados que, infelizmente, são o esteio da dieta do público americano. Os mais prevalentes, é claro, são o açúcar branco e a farinha refinada (branca).

De acordo com os Arquivos de Medicina Interna, 1998, as gorduras poli-insaturadas aumentam o risco de câncer de mama na mulher em 69%. Por sua vez, as gorduras monoinsaturadas, como aquelas encontradas no azeite, reduzem o risco em 45%.

A quantidade total de gorduras em nossa dieta atual, de acordo com um Estudo Nacional da Alimentação do Ministério da Agricultura Florestas e Pescas (MAFF, da sigla em inglês), é quase a mesma do início deste século; o que mudou, na realidade, de certa forma, são os tipos de gordura consumidas. Na virada do século nós consumíamos principalmente gorduras animais, em grande parte saturadas e monoinsaturadas. Agora, tendemos a consumir mais gorduras poli-insaturadas – é o que somos aconselhados a fazer. Em 1991, dois estudos, dos Estados Unidos e do Canadá, verificaram que o ácido linoleico, o principal ácido graxo poli-insaturado encontrado nos óleos vegetais, aumentou o risco de tumores de mama. Isso, ao que parece, foi o responsável pelo aumento nos casos de câncer observados em estudos anteriores.

Experimentos com uma variedade de gorduras demonstraram que as gorduras saturadas não causaram tumores, mas, quando se acrescentaram o óleo vegetal poli-insaturado ou o ácido linoleico, a promoção de câncer de mama aumentou muito. Promover câncer não é a mesma coisa que causar. Os promotores são as substâncias que ajudam a acelerar a reprodução de células cancerígenas já existentes.

Em vários estudos, o ácido linoleico ômega-6 pareceu ser o ácido graxo crucial. Os óleos vegetais (por exemplo, de milho e girassol), que são ricos em ácido linoleico, são promotores potentes do crescimento tumoral.

As paredes celulares do organismo são compostas de colesterol, proteína e gorduras. A gordura no corpo humano é composta, em grande parte, de ácidos graxos saturados e monoinsaturados. Nós temos muito pouca gordura poli-insaturada. As paredes celulares precisam deixar passar os vários nutrientes de que as células do sangue necessitam, ao mesmo tempo que exercem a função de uma barreira contra patógenos prejudiciais. Elas precisam ser estáveis. Uma ingestão de grandes quantidades de ácidos graxos poli-insaturados altera a constituição de colesterol e gordura corporal. As paredes celulares ficam mais finas e instáveis ou, em outras palavras, mais sujeitas a doenças e câncer.

Um estudo em camundongos demonstrou que consumir grandes quantidades de gordura poli-insaturada (mas não gordura monoinsaturada) pode aumentar o risco de metástase em pacientes com câncer. Os pesquisadores constataram que o ácido linoleico nas gorduras poli-insaturadas produziu uma crescente separação de fase na membrana, aumentando assim a aderência das células tumorais circulantes nas paredes dos vasos sanguíneos e órgãos remotos. De acordo com o relatório, "as novas descobertas corroboram a evidência prévia de outra pesquisa de que o consumo de grandes quantidades de gordura poli-insaturada pode aumentar o risco da propagação do câncer".

Um estudo com 61.471 mulheres, com idades entre 40 e 76 anos, foi conduzido na Suécia para analisar a relação entre diferentes gorduras e o câncer de mama. Os resultados foram publicados em janeiro de 1998. Esse estudo constatou uma associação inversa com a gordura monoinsaturada e uma associação positiva com a gordura poli-insaturada. Em outras palavras, as gorduras monoinsaturadas protegiam contra o câncer de mama e as poli-insaturadas aumentavam o risco. As gorduras saturadas eram neutras.

No mundo nutricional atual, a gordura se tornou um palavrão. As mulheres em particular são encorajadas a ter uma dieta pobre em gorduras para ajudar a prevenir o câncer de mama, além de outras doenças, incluindo outros tipos de câncer. As gorduras animais, como a manteiga, foram atacadas pela mídia nas últimas décadas e culpadas por crimes horrendos, incluindo obesidade, doença cardíaca e câncer. Por isso, os ocidentais receberam praticamente uma lavagem cerebral para pensar que a manteiga e outras gorduras, predominantemente saturadas, como óleo de coco e sebo, não são saudáveis. Os chamados substitutos seguros, como a margarina e vários óleos vegetais, foram amplamente promovidos e divulgados e, como resultado, o público os associa com saúde e bem-estar.

Infelizmente, para nós, todos esses argumentos e declarações são falsos. Em se tratando da prevenção ao câncer de mama e, em alguns casos, do tratamento, as chamadas "gorduras más" são, na realidade, as boazinhas, e os "substitutos seguros" estão cada vez mais sendo apresentados como o que realmente são: alimentos fabricados que causam doenças, incluindo câncer de mama.

A margarina Flora, a marca líder, tem 39% de ácido linoleico; a Vitalite e outras margarinas poli-insaturadas de "marca própria" são semelhantes. Dentre os óleos de cozinha, o de girassol tem 50% e o de cártamo tem 72% de ácido linoleico. A manteiga, por outro lado, tem meros 2% e a banha tem apenas 9% desse ácido.

Por causa do risco de doença cardíaca provocado pelas gorduras trans nas margarinas, em 1994, os fabricantes da Flora mudaram sua fórmula para eliminar as gorduras trans, decisão seguida por outros fabricantes. Mas isso ainda deixa o ácido linoleico.

Em três de cinco estudos, o consumo de azeite foi associado com uma redução significativa no risco de câncer de mama. Dos dois estudos remanescentes, um relatou que o consumo de azeite estava associado com uma menor incidência de câncer de mama e, o outro, não relatou nenhuma associação entre o consumo de azeite e o câncer de mama. Esses estudos foram realizados em países mediterrâneos, como Grécia, Itália e Espanha, onde as mulheres podem ter uma ingestão total de gorduras de aproximadamente 42% das calorias totais. Essa ingestão total de gordura é comparável ou até maior do que aquela vista nos Estados Unidos. No entanto, a incidência de câncer de mama é mais baixa naqueles países, comparada com a dos Estados Unidos. Embora a ingestão total de gorduras dessas mulheres mediterrâneas seja semelhante à das americanas, uma diferença importante pode ser que a maior parte da gordura nas suas dietas venha do azeite. Os seres humanos consomem azeitonas e azeite com segurança há milhares de anos.

Os pesquisadores do Instituto Catalão de Oncologia (ICO), em Girona, e da Universidade de Granada, na Espanha, constataram que o azeite extravirgem parece ser uma arma poderosa contra o câncer de mama.

Em um estudo recém-publicado na revista científica *BMC Cancer,* os cientistas relatam que os polifenóis – antioxidantes naturais potentes encontrados em abundância no azeite extravirgem (a forma menos processada do óleo) – tem bioatividade contra as linhagens celulares do câncer de mama.

Em uma revisão da pesquisa sobre o azeite preparada para publicação na edição de março da revista *Critical Reviews in Food Science and Nutrition [Resenhas Críticas em Ciência Alimentar e Nutrição]* (março de 2009; 49(3): 218-36), os cientistas da Universidade Deakin, em Victoria, Austrália, apontam que os benefícios à saúde da chamada dieta mediterrânea (tais como uma menor incidência de doença cardiovascular e aterosclerose, bem como vários tipos de câncer) foram parcialmente atribuídos ao consumo regular de azeite virgem pelas populações mediterrâneas.

Os pesquisadores australianos concluem que isso provavelmente se deve aos efeitos fisiológicos saudáveis do óleo virgem. Tanto os estudos laboratoriais como aqueles em seres humanos e animais demonstraram, por exemplo, que os fenólicos do azeite têm uma série de efeitos fisiológicos positivos, incluindo prevenir o dano oxidativo, mitigar a inflamação, regular as plaquetas e a função celular, além de combater infecções.

Outra pesquisa interessante, que lança luz sobre os perigos das gorduras poli-insaturadas não saudáveis, demonstrou que de cada cem pessoas que consumiam grandes quantidades de gorduras poli-insaturadas, 78 exibiram sinais clínicos evidentes de envelhecimento prematuro. Elas também pareciam muito mais velhas do que outras da mesma idade. Por outro lado, em um estudo recente sobre a relação entre as gorduras alimentares e o risco da doença de Alzheimer, os pesquisadores ficaram surpresos ao constatar que as gorduras saudáveis naturais podem realmente reduzir o risco do Alzheimer em até 80%. O estudo demonstrou que o grupo com a taxa mais baixa de Alzheimer comia cerca de 38 gramas dessas gorduras saudáveis todos os dias, enquanto aqueles com a maior incidência dessa doença consumiam aproximadamente metade dessa quantidade.

Embora as gorduras poli-insaturadas pareçam ser ilusoriamente mais prejudiciais, isso não significa que está tudo bem entrar de cabeça nas gorduras saturadas indiscriminadamente. Uma dieta rica em gordura saturada também é indesejável. Substitua o consumo do óleo de girassol pobre em gordura saturada em grandes quantidades por azeite ou manteiga sem sal e, em vez daquela porção extremamente generosa, pegue leve. Dessa forma, você consumirá as gorduras certas nas quantidades adequadas. Se seus hábitos forem bons, você evitar tabaco e outros vícios e, claro, se controlar sua ingestão de AGPIs, pode relaxar sabendo que seu corpo não está desesperadamente à mercê dos radicais de oxigênio sempre prontos a assolar o corpo. As células teciduais danificadas pela atividade anormal de radicais livres ficam incapazes de se reproduzir corretamente. Isso pode prejudicar funções importantes no organismo, incluindo aquelas dos sistemas imunológico, digestório, nervoso e endócrino. Desde que as gorduras poli-insaturadas refinadas foram introduzidas na população em larga escala durante e após a Segunda Guerra Mundial, as doenças degenerativas aumentaram dramaticamente, sendo uma delas o câncer de pele.

As gorduras poli-insaturadas tornaram a luz solar "perigosa", algo que nunca teria ocorrido se os alimentos não fossem alterados e manipulados, como são hoje.

Entendemos agora que uma má dieta repleta de gorduras poli-insaturadas fornece uma explosão de radicais livres, os quais sabemos que não são saudáveis e promovem a doença. É imperativo reduzir o ataque violento dos radicais livres controlando nossa dieta, cortando as gorduras poli-insaturadas desnecessárias e consumindo alimentos naturais ricos em antioxidantes. Deve haver um equilíbrio adequado entre as gorduras e os antioxidantes na nossa dieta. Dessa forma, não temos de manter nossos corpos intoxicados e incomodados com a luz do sol, escondidos em ambientes fechados, e podemos sair livremente na glória radiante que é o sol.

Uma flor colorida floresce com brilho no jardim pegando bastante luz solar. A mesma flor em um ambiente fechado e escuro murcha e perde sua cor sem o sol. Da mesma forma, o sol dá à nossa pele cor e vivacidade. Se formos privados dele ficamos pálidos e sem graça. Mesmo por dentro dos nossos corpos. Nós só temos que imaginar a criancinha brincando no sol o dia todo, voltando para uma refeição caseira e saudável. Essa criança é a epítome da juventude e do vigor, e deve sua saúde à luz solar e à dieta adequada.

Capítulo 14

O que Realmente Queima e Danifica a Pele

Uma pessoa que consome gorduras poli-insaturadas na sua dieta e expõe sua pele à luz ultravioleta, ao ponto da vermelhidão, produz certas substâncias parecidas com hormônios chamadas *prostaglandinas* a partir do ácido linoleico contido nas gorduras. As prostaglandinas suprimem o sistema imunológico, contribuindo assim com o crescimento tumoral.

O que é uma prostaglandina?

É qualquer membro de um grupo de compostos lipídicos que derivam enzimaticamente dos ácidos graxos e têm funções importantes no organismo animal. Cada prostaglandina contém 20 átomos de carbono, incluindo uma cadeia de cinco carbonos. Eles são os "mediadores" e têm uma variedade de fortes efeitos fisiológicos, como regular a contração e o relaxamento do tecido muscular liso.

Realizou-se um estudo para investigar a relação entre a radiação UV da luz solar e as dietas com quantidades variáveis de gorduras poli-insaturadas. O estudo foi conduzido da forma descrita a seguir.

Grupos de camundongos sem pelo foram alimentados com uma série de dietas semipurificadas, com 20% de gordura por peso, de proporções crescentes (0,5%; 10%; 15% ou 20%), compostas de óleo de girassol poli-insaturado misturado com óleo de algodão saturado hidrogenado durante a indução e promoção de fotocarcinogênese. A resposta fotocarcinogênica foi de gravidade crescente, à medida que aumentava o conteúdo poli-insaturado da dieta de gorduras mistas, fosse ela medida como incidência tumoral, multiplicação tumoral, progressão de tumores benignos para carcinomas de células escamosas ou sobrevivência reduzida. Ao término do estudo, aproximadamente seis meses depois da conclusão do tratamento crônico de dez semanas com radiação UV, quando a maioria dos camundongos tinha tumores, as reações de hipersensibilidade de contato (HSC) nesses grupos suportando as maiores cargas de tumor (alimentados com 15% a 20% de gordura poli-insaturada) foram significativamente contidas, em comparação com os camundongos sustentando cargas menores (alimentados com 0,5% a 10% de gordura poli-insaturada). Quando as cobaias foram expostas agudamente à radiação UV (UVR), uma dieta de 20% de gordura saturada forneceu uma proteção quase completa da inibição da hipersensibilidade de contato, enquanto a alimentação com 20% de gordura poli-insaturada resultou em 57% de inibição; a hipersensibilidade de contato das cobaias não irradiadas não foi afetada pela natureza da gordura alimentar. Esses resultados sugerem que a intensificação da fotocarcinogênese pelo componente de gordura poli-insaturada alimentar é mediada por uma predisposição induzida à imunossupressão persistente da irradiação UV crônica, e comprova a evidência de um papel imunológico na modulação de gordura alimentar da fotocarcinogênese em cobaias.

O ponto interessante dessa pesquisa é que as cobaias que não receberam nenhuma gordura poli-insaturada NÃO tiveram câncer de pele. Na verdade, elas pareceram estar totalmente protegidas do câncer.

Constatou-se também que tão logo eles receberam as gorduras poli-insaturadas de volta em uma dieta normal, o câncer de pele apareceu em todos os camundongos.

Esse resultado indicou que a produção das células cancerígenas se inicia, mas que de alguma forma a ausência da gordura poli-insaturada interfere na capacidade dessas células cancerígenas potenciais de formarem tumores completos. Portanto, uma ausência da gordura poli-insaturada inibe efetivamente todo o processo do desenvolvimento do câncer após a exposição solar.

Alguns experimentos foram realizados com o objetivo de testar e examinar o que acontece no último estágio que controla se as células cancerígenas potenciais se desenvolverão ou não. O estudo revela que a gênese do câncer depende possivelmente das prostaglandinas formadas a partir das gorduras poli-insaturadas no corpo e, se houver uma deficiência nessas prostaglandinas, os tumores não crescerão.

A gordura poli-insaturada, consumida em concentrações baixas ou elevadas, parece estar associada com um risco maior de desenvolver câncer de pele. Lembre-se de que os camundongos que não tinham nenhuma gordura poli-insaturada e apenas uma dieta completa com gordura saturada foram aqueles protegidos. Uma abordagem equivalente em termos de dieta humana é um pouco difícil, porque é quase impossível para uma pessoa evitar todas as gorduras poli-insaturadas. Entretanto, se nossa ingestão de gorduras poli-insaturadas for reduzida consideravelmente, isso poderá contribuir também com uma redução no risco geral de câncer de pele. Os níveis mais baixos de gordura poli-insaturada causaram menos e menores lesões de câncer de pele em camundongos do que os níveis elevados.

Os profissionais da saúde agora estão analisando tipos alternativos de gorduras, por exemplo, os óleos de peixe. Esses óleos contêm um tipo incomum de gordura super a poli-insaturada que poderia substituir as gorduras poli-insaturadas regulares nas nossas dietas. Os equivalentes da prostaglandina produzidos a partir dos tipos de poli-insaturados do óleo de peixe são diferentes e têm uma bioatividade diversa. Evidência de outra pesquisa sugere que esses tipos diferentes são protetores em vez de estimuladores da carcinogênese. Pesquisadores estão analisando a possibilidade de a inclusão do óleo de peixe na dieta ter uma função protetora contra o câncer de pele.

Há toda uma variedade de prostaglandinas, e para cada prostaglandina com um tipo específico de atividade biológica há uma contraparte que tem uma atividade contrária. O corpo humano tem um mecanismo muito sofisticado para equilibrar a atividade de uma prostaglandina contra a outra. As prostaglandinas juntas parecem ser um vasto mecanismo regulatório que controla muitas funções.

O papel das prostaglandinas no desenvolvimento do câncer não está totalmente compreendido pelos cientistas. Suspeita-se de que elas possam estar envolvidas na regulação imunológica para reconhecer e distinguir células tumorais. Estas são células estranhas e sob condições normais o sistema imunológico as reconheceria e mataria. Mas quando um tumor consegue começar a crescer livremente, implica que aconteceu algo internamente que prejudicou a capacidade do sistema imunológico de identificar e reconhecer as células tumorais como entidades estranhas que precisam ser atacadas e eliminadas. É provável que as prostaglandinas tenham um papel a desempenhar no processo.

Outro estudo sugere que as prostaglandinas sejam o suspeito mais provável envolvido na carcinogênese. Se aqueles mesmos camundongos receberem uma droga chamada indometacina, que inibe a formação das prostaglandinas das gorduras poli-insaturadas, o resultado será uma proteção extraordinária do câncer de pele.

Vários estudos foram realizados para concluir como as gorduras insaturadas inibem as enzimas e causam a imunossupressão.

De acordo com o pesquisador Peat, as gorduras insaturadas em excesso inibem todos os sistemas do organismo, principalmente enzimas essenciais aos processos metabólicos necessários para a saúde e para a proteção e regulação imunológica. Aqui estão alguns exemplos:

- Gorduras insaturadas matam diretamente os glóbulos brancos.
- Os óleos insaturados inibem as enzimas proteolíticas e isso tem efeitos de longo alcance.
- A inibição das enzimas proteolíticas pelas gorduras insaturadas causa problemas em muitos locais onde as enzimas proteolíticas são necessárias, tais como:

– A quebra da proteína alimentar;
– A quebra de coágulos;
– A quebra da proteína coloidal secretada pela glândula tireoide que leva à produção ativa de hormônio tireoidiano;
– A quebra de proteínas celulares envolvidas na manutenção de um estado permanente, enquanto novas proteínas são formadas na célula.

Há um sistema enzimático chamado de proteína quinase C (PKC, na sigla em inglês) que é excessivamente ativado por certas substâncias e em determinadas condições. As substâncias que causam a ativação em excesso desse sistema são: gorduras poli-insaturadas (AGPIs), incluindo os ácidos linoleico e linolênico, o excesso de estrogênio (um conhecido promotor de câncer) e ésteres de forbol promotores de câncer.

Essas substâncias estimulam a célula enquanto bloqueiam a energia necessária para ela responder. O sistema PKC também é ativado de forma anormal na diabetes e no câncer. As gorduras insaturadas levam a uma inibição tireoidiana e a consequentes desequilíbrios hormonais. Os óleos insaturados bloqueiam a secreção hormonal tireoidiana, sua circulação e sua resposta tecidual. Isso leva a um aumento dos níveis de estrogênio. O hormônio da tireoide é essencial para a síntese dos hormônios antienvelhecimento: a pregnenolona, a progesterona e o DHEA. Então, quando sua tireoide fica com problemas, a fabricação desses esteroides antienvelhecimento também fica. Além disso, como a tireoide converte o colesterol no nosso corpo nesses esteroides antienvelhecimento, uma função tireoidiana baixa pode levar ao colesterol elevado por causa da captação deficiente de colesterol ou utilização para a síntese de certos hormônios esteroides.

A alimentação intravenosa com gorduras insaturadas é tão vigorosamente imunossupressora que agora é defendida como uma forma de prevenir a rejeição de transplantes (Mascioli, E., 1987). O efeito venenoso dos ácidos graxos insaturados no sistema imunológico levou ao desenvolvimento de novos produtos alimentares intravenosos com gorduras saturadas de cadeia curta e média (Hashim, S., 1987).

O estresse e a hipóxia (privação de oxigênio) podem fazer as células absorverem grandes quantidades de ácidos graxos insaturados. Agora é bem-aceito que as células cancerígenas dependem dos ácidos graxos insaturados para viver e crescer.

Em 1927, Bernstein e Elias observaram que uma dieta pobre em gordura insaturada prevenia o desenvolvimento de tumores espontâneos. Pesquisadores posteriores observaram que as gorduras insaturadas são essenciais para o crescimento de tumores. Os tumores secretam um fator, o que mobiliza gorduras insaturadas do armazenamento, garantindo assim seu suprimento em abundância até a perda dos tecidos adiposos. Em alguns experimentos, a ação carcinogênica das gorduras insaturadas foi contrabalançada pela adição das secreções glandulares tireoidianas. Essa observação sugere que pelo menos parte do efeito dos óleos insaturados é inibir a função tireoidiana.

Segundo estudo de Ip *e colaboradores* (1985), a relação da carcinogenicidade com a porcentagem de gorduras insaturadas variava de 0,5% a 10%. Seus resultados demonstram que a ingestão ideal de gordura insaturada pode ser 0,5% ou menos. Além de inibir a glândula tireoide, as gorduras insaturadas prejudicam a comunicação intercelular, inibem várias funções imunológicas relacionadas ao câncer e estão presentes em altas concentrações nas células cancerígenas, onde se espera que sua atividade antiproteolítica interfira enzimas proteolíticas e altere o equilíbrio rumo ao crescimento. Embora as células cancerígenas sejam conhecidas por ter um alto nível de gorduras insaturadas, elas têm um baixo nível de peroxidação lipídica. Visto que a peroxidação lipídica inibe o crescimento, há uma ausência de coibição do crescimento nessas células cancerígenas. Não apenas isso, mas, como foi mencionado, as células tumorais também exibem uma função que garante sua perpetuação, isto é, elas são capazes de secretar uma substância que mobiliza (libera) gorduras insaturadas assegurando um suprimento contínuo e constante das reservas lipídicas no corpo até que toda ela tenha se esgotado.

O consumo de gorduras insaturadas foi associado tanto com o envelhecimento cutâneo quanto com a sensibilidade da pele ao dano ultravioleta. De acordo com Black (1985), o câncer de pele induzido pela luz ultravioleta é mediado pelas gorduras insaturadas e pela peroxidação lipídica.

Se seu corpo já estiver sujeito a uma overdose de radicais livres, como cortesia dos óleos insaturados alimentares, e você adicionar protetores solares à sua pele, terá a combinação perfeita – um perigoso coquetel químico – para produzir câncer de pele, especialmente nas áreas mais expostas ao sol do que em outras.

Como já foi explicado, os óleos comestíveis nunca ocorrem em grandes quantidades na natureza. Para obter uma colher de sopa de óleo de milho em forma natural você teria de comer de 12 a 18 espigas. Desde que a extração de óleo de milho, grãos e sementes se tornou possível há 80-90 anos, o consumo de gorduras poli-insaturadas e insaturadas (óleos mais espessos) como óleos para salada e cozimento aumentou dramaticamente no mundo industrializado.

A diferença básica entre o modo de uma pessoa saudável ver os óleos vegetais e o ponto de vista de um técnico de óleo industrial deveria ser entendida com clareza. A cor escura do óleo vista pelo técnico representa a presença de "impurezas" – material que impede o óleo de ter uma cor clara, ser inodoro e insípido. Do ponto de vista de uma pessoa saudável instruída, essas "impurezas" são totalmente desejáveis. Por quê? Simplesmente porque as coisas que transmitem cor, odor e sabor nada mais são do que nutrientes. É uma verdadeira tragédia, e até paradoxal, que a retirada de nutrientes equivalha à "pureza". É uma tragédia, porque se esses mesmos nutrientes estivessem presentes, eles contribuiriam com a saúde do consumidor e não o contrário. E é meio paradoxal, porque estabelecer a "pureza" desejada, como eles chamam, resulta, na verdade, em produzir alimentos de má qualidade.

Três métodos podem ser utilizados para a extração de óleos vegetais de castanhas, grãos, soja ou azeitonas. O primeiro é pelo uso de uma prensa hidráulica. Esse é um método antigo e produz o óleo de melhor qualidade, retendo a maior concentração dos nutrientes originais. Os únicos dois ingredientes que produzirão óleo suficiente sem aquecê-los primeiro antes de prensá-los são sementes de gergelim e azeitonas. Portanto, o óleo de gergelim e o azeite de uma prensa hidráulica são os únicos óleos que podem ser realmente denominados óleos de "prensa a frio". Infelizmente, os termos "prensa a frio" e "virgem" não significam nada para o consumidor comum. Não têm definição legal e significam tudo o que o fabricante quiser. Eles não dão uma verdadeira descrição do produto por trás do rótulo. O termo "virgem" para o azeite refere-se corretamente apenas à primeira prensagem por uma prensa hidráulica sem calor. O termo "prensa a frio" refere-se somente a uma prensa hidráulica sem calor. Esses óleos estão o mais próximo possível do estado natural, portanto têm mais cor, odor e sabor. São mais nutritivos e menos degradados. Infelizmente, esses tipos de óleos nem sempre estão disponíveis porque há pouquíssima produção dessa forma.

Se um óleo for extraído por uma prensa hidráulica, mas for aquecido antes da prensagem, recebe a denominação de "prensado" e não "prensado a frio".

O segundo método é por prensa extrusora. Esse método usa um parafuso ou prensa contínua com um eixo espiral de rotação constante. O material cozido entra por um lado e é colocado sob pressão contínua até sair pelo outro lado com o óleo espremido. Temperaturas entre 93ºC e 121ºC são normais. Obviamente, esse tipo de extração também não se qualifica como "prensada a frio", é denominada extração por prensa extrusora.

Agora, com um óleo prensado de forma hidráulica, chamado de "prensado a frio" ou "prensado", pode-se supor que você tem óleo cru ou não refinado. Mas isso não é verdade em relação ao óleo "prensado por extrusora", porque o destino comum desse óleo é ser refinado após a extração. No entanto, os óleos crus, ou não refinados, prensados por extrusora podem ser obtidos e são mais saudáveis do que aqueles que passam por refino.

O último método é a extração por solvente, que é totalmente prejudicial à saúde. As matérias-primas com óleo são moídas, cozidas a vapor e, em seguida, misturadas com o solvente (à base de petróleo) que dissolve os óleos, deixando um resíduo seco. Depois o solvente é separado dos óleos. Esse método é universalmente usado pelos grandes processadores de óleo comerciais porque produz mais óleos, de forma mais rápida e mais barata. Aproximadamente 98% do óleo de soja nos Estados Unidos é extraído por solvente.

Os solventes mais usados são as frações de petróleo leves. Os quatro tipos de Nafta usados são Pentano, Heptano, Hexano e Octano. Outro solvente usado é o Tricloroetileno sintético. Algumas dessas substâncias químicas são normalmente encontradas na gasolina.

O solvente mais usado é o Hexano. Os óleos dissolvidos e retirados por esse método são óleos dissolvidos extraídos por solvente e não óleos prensados.

As grandes empresas processadoras e distribuidoras de óleos comestíveis comerciais nos dizem que se sobra algum solvente no óleo é muito pouco. Mas você deve saber como esses solventes podem ser prejudiciais. É pertinente aqui uma observação saída de um simpósio de especialistas em câncer organizado pela União Internacional de Combate ao Câncer realizada em Roma, em agosto de 1956. Dentre muitas coisas eles observaram: "Como vários componentes do petróleo, incluindo certos óleos minerais e parafina, produziram câncer no homem e em testes com animais, a presença dessas substâncias químicas nos alimentos parece ser censurável, principalmente quando esses materiais são aquecidos com altas temperaturas".

O argumento da presença de "muito pouco" resíduo de solvente é tão fraco no caso de solventes usados para a extração de óleo quanto para resíduos de pesticidas. A quantidade de solventes à base de petróleo que deveriam entrar no organismo é zero!

O refino costuma ser concluído com a adição de hidróxido de sódio a temperaturas por volta de 230°C. Depois desse processo inicial de refino, o óleo não é considerado comestível sem outro processamento, como filtragem, desodorização, branqueamento, etc. De acordo com a *Enciclopédia Britânica*, os óleos refinados são "de cor clara (mais finos) e mais suscetíveis à rancificação". A respeito do branqueamento, eles dizem: "os métodos de absorção física envolvem tratar os óleos quentes com carbonos ou argila ativados ou até greda de pisoeiro. Muitas impurezas, incluindo clorofila e vitamina A, são absorvidas pelos agentes e removidas pela filtragem. O branqueamento por alguns desses meios reduz a resistência dos óleos à rancificação".

Aqui está uma indústria que considera os nutrientes preciosos como "impurezas". Não só a clorofila e a vitamina A, como também a vitamina E, além de compostos fosforosos, como a lecitina. Então eles ocultam um delito grave já completamente omitido, praticamente garantindo que o óleo fique rançoso a menos que encham o produto de conservantes – o que, é claro, sempre fazem. A única exceção seria no caso dos chamados óleos "saudáveis" que são de má qualidade e pobres em nutrientes, mas pelo menos são livres de conservantes e precisam ser refrigerados para não ficarem rançosos.

Constatou-se que a digestão dos óleos é claramente retardada pela rancificação. Observou-se que os produtos desse processo são letais aos ratos. As doenças degenerativas provocadas por óleos rançosos são, sem dúvida, causadas pela destruição das vitaminas E, F e A, tanto no óleo em si como no organismo.

O processamento do óleo é tão eficaz em tornar o resultado livre de odor e sabor que é possível até o óleo rançoso ser "recuperado" e vendido para consumo humano. Não há prova de que isso seja realmente feito, mas ainda assim é uma possibilidade. Infelizmente esta é a era dos alimentos industrializados. Quase não se leva em conta a boa nutrição. O mais importante para o fabricante é o privilégio de controlar enormes quantidades de alimentos com grandes lucros. Eles devem proteger o bolso, não a pessoa.

Os empresários da saúde e de lojas de alimentos naturais não têm conseguido alertar o consumidor porque também foram enganados. Constatou-se que os óleos extraídos por solvente, refinados, branqueados e desodorizados foram vendidos como "prensados a frio". Sabendo desses fatos, ninguém genuinamente interessado em boa nutrição deveria seguir fazendo parte desta farsa.

O processo de refino dos óleos é exatamente análogo ao do refino do trigo integral e do açúcar mascavo para as variedades brancas "puras". Em todos os casos, uma matéria-prima cheia de vitaminas, minerais, enzimas e outros fatores alimentares naturais é retirada e, então, o alimento natural original é cruelmente reduzido em um "não alimento" aparentado – desvitalizado e privado de toda propriedade nutritiva.

Uma coisa que pode não estar clara e provavelmente será questionada é: o que impede óleos crus de ficarem rançosos, especialmente em mercados que lidam com eles a granel da mesma forma que os engarrafados? A resposta é que os óleos crus, por não serem refinados, retêm seus antioxidantes naturais, que impedem a rancificação. Como se pode testar isso para ter certeza? Uma gota na língua é o suficiente para contar a história – a rancificação é acentuada de um modo tão fulminante e amargo que é absolutamente inconfundível. No entanto, isso deve ser visto como uma coisa boa, porque assim você tem um simples teste de qualidade caseiro que depende de sua faculdade sensorial e não precisa ser analisado em laboratório para apurar a qualidade. Se você foi levado a usar óleos refinados, seria impossível identificar se o óleo na sua cozinha está estragado e rançoso, ele permanecerá o mesmo – insípido, inodoro e incolor.

É claro que quando alguém se acostumou ao óleo refinado suave, praticamente insípido, a introdução do óleo cru na dieta significa experimentar a "coisa real". Essa experiência da realidade se deve ao fato de que, pela primeira vez, você experimentará um óleo que contêm toda sua vitamina A natural, toda sua vitamina E natural, toda sua lecitina natural, além de todos os outros fatores alimentares naturais. Quando você passa a apreciar os fatos, como um consumidor, será fácil de aceitar um alimento superior, independentemente do gosto que pode dar à comida.

É interessante saber que uma pessoa hoje consome uma média de 16 vezes mais gorduras poli-insaturadas do que se consumia há 90 anos. Isso não inclui todos os outros tipos de gorduras contidas nos alimentos atuais.

As dietas da maioria dos norte-americanos e europeus mudaram dramaticamente nos últimos 30 anos. O óleo vegetal refinado, especificamente o óleo de soja, agora é usado na maioria dos salgadinhos, pães, doces e alimentos processados em uma proporção tamanha que se estima que, aproximadamente, 20% da ingestão calórica total venha apenas dessa fonte.

Por que isso é tão perigoso para nossa saúde?

O óleo vegetal refinado, como o de soja ou o de canola, é um ácido graxo ômega-6. Nosso corpo precisa de gorduras para sobreviver, mas muitos especialistas em nutrição acreditam que para conseguir uma saúde ideal, os seres humanos precisam equilibrar sua ingestão de gordura entre os ácidos graxos ômega-6, derivados de sementes e castanhas, e os ácidos graxos ômega-3, principalmente encontrados nas sementes de chia, nas sementes de linhaça, nas castanhas e amêndoas (e em peixes de água fria, como salmão, sardinhas, arenque e cavala). Preparações vegetais como abóbora cozida, brócolis, couve-flor, espinafre, couve-de-bruxelas e repolho também contêm boas quantidades de gorduras ômega-3. Hoje em dia, em vez de uma ingestão balanceada 1:1 de ácidos graxos ômega-6 e ômega-3, a maioria das dietas ocidentais têm algo entre uma proporção de 10:1 e 50:1 de ácidos graxos ômega-6 para ômega-3. Alterer radicalmente essa proporção é o melhor que se pode fazer no momento para mudar o futuro da nossa saúde.

Uma ingestão maior de ômega-6 pode ser atribuída à obesidade, depressão, hiperatividade e, possivelmente, até agressividade. Os ácidos graxos ômega-6 aumentam a inflamação no nível celular, o que pode explicar o aumento de hipertensão, doença cardíaca, certos tipos de câncer, asma e doenças degenerativas cognitivas. Os ácidos graxos ômega-3, por outro lado, são precursores de agentes anti-inflamatórios e ajudam a contrabalançar os efeitos negativos dos níveis elevados das gorduras ômega-6 que consumimos todos os dias nas nossas dietas.

Mudanças simples nas nossas dietas para reduzir nossa ingestão de ácido graxo ômega-6 podem ser difíceis em razão do amplo uso de óleos de soja em alimentos processados. A melhor aposta para reduzir sua ingestão de ácido graxo ômega-6 é trocar alimentos processados por refeições preparadas na hora que contenham aqueles alimentos mencionados.

Com a falta de exercício, ar fresco e alimentos ricos em nutrientes fica ainda menos possível para um ser humano lidar com grandes quantidades de gorduras artificiais.

Ao contrário da maioria dos animais, os seres humanos são uma espécie com uma dieta rica em gorduras. Ratos e camundongos consomem alimentos com aproximadamente 5% de gordura, em grande parte de grãos que contenham cerca de 2% ou 3% de gordura. Coelhos, veados, alces, caribus, ovelhas, cabras, gado africano, cavalos e as zebras consomem alimentos com menos de 1% de gordura. Cachorros, gatos selvagens e lobos, todos carnívoros, têm cerca de

5% de gordura em suas dietas, porque sua presa é magra, com uma média de 3% de gordura corporal.

Pouquíssimos animais têm dietas ricas em gordura. Aves carnívoras às vezes comem peixes ricos em gordura. As baleias que comem salmão obtêm de 10% a 15% da gordura dessa dieta. Os ursos apreciam uma dieta semelhante por um breve período no outono, mas consomem alimentos pobres em gordura no resto do ano.

Tradicionalmente, os seres humanos consomem de 15% a 20% de suas calorias em gorduras e óleos. Isso é bem menos do que os 40% de gordura dos óleos refinados atuais, dos alimentos processados carregados de banha, margarinas com ácidos graxos trans, gorduras vegetais e óleos vegetais parcialmente hidrogenados, pastas e cremes gordurosos para espalhar em pães e torradas, e carnes de porco e de boi gordurosas.

Não só a quantia correta (15-20%) de gorduras e óleos deve estar presente em uma dieta apropriada para a saúde humana, como eles também devem ser da qualidade e dos tipos certos de gorduras e óleos. Devemos escolher entre aqueles que curam e aqueles que matam.

Embora os óleos refinados poli-insaturados não sejam saudáveis, não quer dizer que os AGPIs que ocorrem naturalmente também sejam perigosos. Na verdade, nas quantidades adequadas, eles são ácidos graxos essenciais (AGEs). As gorduras poli-insaturadas que curam efetivamente são gorduras frescas, não processadas com um ou dois AGEs. Os AGEs são um pouco parecidos com as vitaminas – eles já foram chamados de vitamina F.

Devemos nos lembrar de que no caso de um excesso de vitaminas solúveis em gordura, o corpo não as excreta e isso leva a um estado de hipervitaminose (excesso de vitamina) que não é saudável nem desejável. Da mesma forma, os ácidos graxos essenciais precisam ser tomados apenas nas quantidades requisitadas. Se estiverem em excesso, as consequências serão desagradáveis. Todavia, nas quantidades apropriadas, os AGEs são tão importantes à saúde quanto proteínas, vitaminas e sais minerais.

Os dois tipos de AGEs – o ácido linoleico (AL) e o ácido linolênico (ALN) – têm funções vitais em todas as células. Os dois são extremamente sensíveis à destruição e se tornam tóxicos com a exposição à luz, com oxigênio, fritura ou hidrogenação. Para promover uma boa saúde, os dois AGEs devem estar presentes na nossa dieta, em seu estado natural e nas quantidades adequadas. Enfatizo aqui novamente que não é possível nem se deve tentar privar o organismo completamente dos poli-insaturados. Sua deficiência também pode dar origem a problemas de saúde.

A falta do ácido linoleico pode causar os seguintes sintomas de deficiência que lembram muitas das doenças degenerativas do século XX:

- Erupções cutâneas parecidas com eczema;
- Perda de cabelo;
- Degeneração hepática;
- Transtornos de comportamento;
- Degeneração renal;
- Perda hídrica excessiva pela pele;
- Sede excessiva;
- Suscetibilidade a infecções;
- Feridas que não curam;
- Esterilidade masculina;
- Aborto;
- Condições parecidas com artrite;
- Problemas cardíacos e circulatórios;
- Crescimento retardado.

A deficiência de AL é relativamente rara, claro, porque nossa ingestão de AL aumentou drasticamente durante os últimos 50 anos por causa do consumo crescente de óleos poli-insaturados, principalmente de milho e cártamo.

Quando muito, nossa ingestão de AL é elevada demais. Embora seja essencial à saúde, não devemos nos esquecer de que o consumo excessivo de AL pode promover o crescimento de tumores e o câncer.

A deficiência de ALN pode causar vários sintomas, tais como:

- Crescimento retardado;
- Fraqueza;

- Problemas de visão e aprendizado;
- Perda de coordenação motora;
- Formigamento em braços e pernas;
- Mudanças no comportamento;
- Nível de triglicérides séricos elevados;
- Hipertensão;
- Plaquetas viscosas;
- Inflamação tecidual;
- Retenção hídrica (edema);
- Pele seca;
- Demência;
- Metabolismo lento;
- Alguns tipos de disfunção imunológica.

As melhores fontes de AGEs são sementes e castanhas que os contêm em sua forma natural, inalterada, junto a proteínas, sais minerais, vitaminas, fibras, e óleos frescos e refinados ou misturas cuidadosamente prensadas na ausência de luz e ar, dentro da data de validade, armazenadas em garrafas de vidro marrom escuras (ou opacas).

Para cada passo que damos no processamento nos afastando do estado natural do alimento integral, fresco, cru, amadurecido sob o sol, orgânico, da época e cultivado localmente, algo de valor é perdido. Por essa perda, nós pagamos um preço na saúde. Isso também vale para os óleos.

A maioria dos fabricantes começa com sementes baratas e/ou apodrecidas, descartadas, quebradas, não comestíveis, e delas eles fazem os óleos refinados, suaves, insípidos, inodoros, incolores nos vidros transparentes e garrafas de plástico que adornam o mercado.

Vamos rever os eventos do refino aqui. O óleo é tratado com hidróxido de sódio – como nos limpadores corrosivos de pia e ralo, depois com ácido fosfórico – como no ácido para lavar janelas que elimina a gordura. Então, ele é branqueado e desodorizado em uma temperatura destrutivamente alta.

Durante esses processos, muitos dos ingredientes secundários benéficos são removidos, e pequenas quantidades (talvez 1% do peso do óleo) de muitas substâncias tóxicas são formadas. O óleo muda de protetor contra mutações (não refinado) a causador de mutações (refinado). De óleo a margarina! Depois de remover os ingredientes secundários e produzir substâncias tóxicas, nós sujeitamos os óleos refinados a outro insulto chamado hidrogenação, realizada a uma temperatura escaldante por seis a oito horas para fazer margarinas (uma imitação barata da manteiga) e gorduras vegetais (para substituir a banha), bem como óleos vegetais parcialmente hidrogenados (para dar corpo a batatas fritas, outros *junk foods*, doces e produtos de confeitaria). Nesse processo, os nutrientes essenciais do AL e do ALN são seletiva e sistematicamente destruídos. Os ácidos graxos trans são formados em grandes quantidades, e eles compõem de 9% a 50% do total dos produtos mais hidrogenados. Além disso, outros produtos tóxicos artificiais são formados. Esse processamento é uma destruição notável de um alimento natural, integral e rico em nutrientes com muitos benefícios à saúde.

A única conclusão a que se pode chegar é de que o efeito do consumo de óleo na saúde humana deu uma virada de 180° e o homem comum sofre em silêncio sem perceber os crimes cometidos pelas indústrias.

Podemos categorizar as gorduras que matam em quatro grupos:

- Óleos hidrogenados e parcialmente hidrogenados;
- Óleos para fritura;
- Óleos vegetais refinados comerciais;
- Gorduras duras (relativamente benignas).

Entre os óleos hidrogenados e parcialmente hidrogenados estão margarina, gorduras vegetais, gorduras vegetais em óleo e óleos vegetais parcialmente hidrogenados usados em *junk foods*, alimentos processados, doces, confeitos, biscoitos, pães e outros produtos de confeitaria.

Os AGEs nesses produtos foram destruídos em grande parte e convertidos em produtos tóxicos que aumentam os níveis de colesterol e promovem câncer e aterosclerose. O maior grupo dessas substâncias tóxicas, os ácidos graxos trans, compõe duas vezes a quantidade de todos os outros aditivos alimentares combinados. Os ácidos graxos trans têm efeitos deletérios em:

- Função cardiovascular (eles aumentam o LDL [mau], diminuem o HDL [bom], tornam as plaquetas mais viscosas e dobram o risco de ataque cardíaco);
- Alguns aspectos do sistema imunológico;
- Resposta e função insulínica (prejudicial para diabéticos);
- Função hepática (inibe a desintoxicação);
- Função reprodutiva;
- Gravidez;
- Peso do nascimento (baixo);
- Qualidade do leite materno;
- Membranas celulares;
- Funções dos AGEs.

Os óleos usados em frituras foram sujeitos aos efeitos destrutivos da luz, do ar (oxigênio) e da alta temperatura, tudo ao mesmo tempo. Os AGEs são destruídos em centenas de formas diferentes possíveis, resultando em uma mistura de moléculas tóxicas. Demonstrou-se que os óleos de frituras aumentam aterosclerose e câncer.

A fritura é uma prática destruidora da saúde, não importa qual gordura ou óleo seja usado. Quanto mais AGEs um óleo contém, mais tóxico ele se torna quando frito. Para aqueles que relutam em abandonar essa prática destruidora da saúde, pequenas quantidades de manteiga causam menos danos à saúde, mas também não fornecem AGEs, que devem vir de óleos frescos, não refinados, em garrafas de vidro marrom.

Óleos refinados são aqueles que foram superaquecidos, produzindo algumas moléculas tóxicas. E, é claro, tiveram removidos os ingredientes secundários benéficos, incluindo vitamina E, caroteno, lecitina e fitosteróis.

Nossos corpos podem lidar com algumas gorduras duras, mas o excesso de gorduras duras ou saturadas deixa as plaquetas mais viscosas, desacelera o metabolismo, resulta em depósitos de gordura e ganho de peso, interfere na função insulínica e na função dos AGEs.

Então, qual é a conclusão? Pequenas quantidades de gorduras saturadas fazem parte da nossa dieta natural. Óleos refinados, óleos para frituras e parcialmente hidrogenados encontrados em margarinas, gorduras vegetais e alimentos processados são aditivos alimentares a serem evitados. As gorduras artificiais prejudicam o poder digestivo, e levam a um acúmulo de toxinas e crises subsequentes de toxicidade. A presença de quantidades excessivas de radicais livres indica que o corpo está cheio de toxinas.

Quando eles se infiltram no tecido epitelial, até uma exposição em curto prazo à luz ultravioleta pode queimar e danificar as células da pele. Se seus olhos e pele forem sensíveis à luz solar, isso indica que seu corpo está tóxico.

Seu corpo tem a capacidade natural de informá-lo quando algo no seu sistema está desarranjado. É um simples mecanismo de *feedback*. Quando há algo errado, seu corpo lança sinais e sintomas que dirão que sua atenção é necessária. Com uma análise cuidadosa, dedução e sem uma interferência médica precipitada, você perceberá que a maioria de seus problemas vem de deficiências e excessos simples. E esses problemas só podem ser completamente superados por adicionar onde há muito pouco e subtrair onde há excessos. O corpo funciona adequadamente quando está bem equilibrado.

Se seus olhos e pele são sensíveis à luz solar você precisará limpar a toxicidade interna. Elimine as toxinas superacumuladas. Esforços subsequentes para evitar o sol podem resultar em uma grave carência de luz, o que pode levar a problemas de saúde graves. Você terminaria apenas misturando um excesso com outra deficiência e descontrolaria sua saúde. Evitar a luz solar em uma situação como essa seria uma tentativa de abrandar o efeito da afecção original, em vez de tratar a principal causa essencial. Seria um desperdício, se não fosse um exercício perigoso.

Sabe-se que a luz UV entrando pelos olhos estimula o sistema imunológico. Hoje, mais de 50% da população usa óculos de grau ou escuros, que conseguem bloquear a maior parte da luz UV. A última moda é usar óculos de plástico, que também bloqueiam toda a luz UV. O mesmo vale para as lentes de contato de plástico. Atividades em ambientes fechados, protetores solares, roupas, janelas com bloqueio de UV, etc. garantem que nós recebamos muito pouca luz UV.

Sem uma exposição regular à luz solar, no entanto, o sistema imunológico diminui sua efetividade ano após ano.

Com a luz solar, aumenta o uso de oxigênio nos tecidos corporais, mas, sem ela, nossas células começam a sentir falta de oxigênio. Isso leva a um mau funcionamento celular, envelhecimento precoce e até à morte. Sedentos por uma dieta balanceada de luz solar, tendemos a procurar por ajuda em outro local, embora a natureza esteja pronta para nos curar a qualquer momento.

É muito triste que pessoas doentes sejam mantidas em ambientes fechados, muitas vezes com janelas e cortinas fechadas. Um dos poderes preventivos e curativos mais potentes da natureza está lá para todos usarem.

Capítulo 15

Orientações para Aumentar a Exposição ao Sol

Neste momento, já deve ter ficado claro na sua mente que a luz solar é uma necessidade tão imprescindível à saúde e à vida quanto o ar, o alimento e a água. Você percebeu como a luz solar provou ser benéfica na prevenção e na cura de muitas doenças comuns e em enfermidades terríveis.

Ela é ao mesmo tempo um nutriente, um medicamento, um tratamento. Não é algum composto engarrafado que você possa encontrar apenas em uma farmácia. Está naturalmente disponível a todos. A dosagem está sob seu controle e seu corpo avisa com facilidade quando você recebeu a quantidade certa.

Embora a luz solar esteja facilmente disponível o dia todo, algumas pessoas não tiram proveito dela por causa de situações de vida limitantes. Normalmente um estilo de vida sedentário, um trabalho em horário comercial que o mantém preso à mesa na maior parte do dia e pela maior parte da semana, por exemplo. A fração de energia solar que suas células podem absorver diminui profundamente dessa forma. Entretanto, a situação com certeza pode ser melhorada, pois há modos definidos de aumentar sua exposição ao sol de maneira menos direta do que as atividades ao ar livre mais óbvias.

Se você quiser se beneficiar do sol e não tem muito tempo para estar ao ar livre, algumas das muitas formas pelas quais pode aumentar sua exposição à luz solar, mesmo em um ambiente fechado, inclui em:

- As janelas devem ser feitas de vidro que permita a passagem da luz UV.
- Tenha o máximo possível dessas janelas.
- Deixe suas cortinas abertas para você ter o máximo de exposição.
- Dependendo do clima e da estação, deixe as janelas abertas.
- Instale o maior número possível de lâmpadas de amplo espectro (a melhor alternativa à luz solar natural).

Pessoas que vivem em um clima moderado podem tomar banhos de sol com regularidade. É melhor evitar o sol entre 10 horas da manhã e 3 horas da tarde durante os verões, quando a concentração UV na luz solar é alta demais e predominam os raios infravermelhos, contribuindo com uma sensação de desconforto e mal-estar. Se por algum motivo você prevê ter uma exposição solar por períodos excessivamente longos, pode aplicar gel de Aloe Vera, óleo de coco ou azeite. Para um benefício máximo, no entanto, e lavar qualquer oleosidade natural, é melhor tomar um banho antes de se expor ao sol. A Aloe Vera é conhecida por ser particularmente eficaz em casos de queimaduras. Costuma ser chamada de "a planta da queimadura" e faz maravilhas em todos os tipos de queimaduras, especialmente as solares. Contém ligninas, compostos químicos que formam uma parte integrante das paredes celulares. As ligninas ajudam a pele a se curar mais rápido.

A Aloe Vera também funciona bem para aliviar a dor, agindo como um agente refrescante na superfície. Contém ácido salicílico, o mesmo agente analgésico encontrado na aspirina. Ela igualmente contém dois compostos essenciais – giberelinas e glicanos, que têm propriedades anti-inflamatórias eficazes.

O óleo de coco virgem e o azeite são particularmente eficazes no tratamento das queimaduras solares por serem hidratantes e esfoliantes naturais.

Durante o inverno, a primavera e o outono, não tem problema de se expor à luz solar do meio-dia, que você teria escolhido evitar no verão, pois ela está bem mais suave. Na verdade, muitas vezes acontece de a intensidade da luz solar ser insuficiente pela manhã e no final da tarde durante o inverno e, nesse caso, a exposição ao meio-dia é bem benéfica.

As pessoas costumam achar que o banho de sol é uma atividade que deve se restringir apenas aos meses de verão. Isso não é verdade. É bem possível tomar banho de sol durante invernos frios, desde que você esteja em um local totalmente protegido do vento. A ideia é pegar um pouco do sol sem o frio.

Você pode construir sua própria área para banho de sol encostada em um muro de frente para o sol. As paredes laterais devem ser feitas de um material que possa servir como uma boa proteção contra o vento. A parede virada para o sol deve estar em um ângulo inclinado na direção do sol, de modo que os raios de baixa inclinação do inverno possam bater na área e iluminá-la de maneira satisfatória.

Deitado em um cobertor, você verá que se sente mais aquecido do que se sentiria em um ambiente fechado.

Outra forma, talvez mais prática, é abrir uma janela em um dia ensolarado sem brisa. Fiz isso muitas vezes na minha vida, mesmo em países onde os invernos podem ser muito frios.

Quando o banho de sol é praticado por questões de saúde e não para um mero propósito estético, é muito importante ter um início gradual – restringindo-se a princípio a períodos mais curtos, evitando as chances de queimaduras e, então, aumentando aos poucos a duração da exposição até ajustar sua exposição ao sol de modo consciente e regular.

O ser humano civilizado esqueceu há muito tempo como responder às mudanças extremas repentinas nos elementos físicos que o cerca. Isso porque descobrimos formas de burlar as variações sazonais da natureza e regular nosso ambiente residencial com tecnologias de fato engenhosas. A falta de flexibilidade resultante levou a uma má adaptabilidade às variações ambientais. É, portanto, muitas vezes perigoso forçar o corpo a um ambiente completamente novo. Em vez disso, uma exposição gradual por um período prova ser uma abordagem mais sensata e prática. O mesmo deve ser considerado quando se inicia uma rotina de banhos solares.

Comece seu tratamento com a luz solar expondo seu corpo inteiro (se possível) por alguns minutos e, então, aumente o tempo todos os dias por mais alguns minutos até chegar a 20-30 minutos. Caminhar sob o sol por 40-60 minutos várias vezes por semana tem benefícios semelhantes. Isso lhe dará luz solar suficiente para manter seu corpo e sua mente saudáveis, desde que você incorpore as medidas básicas de uma dieta balanceada e de um estilo de vida e rotina diária equilibrados, como destacado em *Timeless Secrets of Health and Rejuvenation*. Seu corpo pode armazenar certa quantidade de vitamina D, que pode durar por quatro a seis semanas de tempo invernal, mas é sempre bom recarregar sua "bateria de vitamina D", sempre que possível, expondo-se à luz solar direta.

Observação: Evite luminárias solares convencionais, camas e câmaras de bronzeamento. De acordo com um estudo publicado na revista *International Journal of Cancer* (vol. 120, nº 5, de 1º de março de 2007; 1116-1122), a exposição a camas de bronzeamento antes dos 35 anos aumenta o risco de melanoma em 75%. Muitos jovens usam camas de bronzeamento, que podem ser responsáveis pelo recente aumento acentuado de melanomas em seu grupo etário. Há também uma conexão entre o uso de uma cama de bronzeamento e o carcinoma de células escamosas, um tipo menos letal de câncer de pele. O equipamento de bronzeamento convencional usa *reatores magnéticos* que emitem potentes campos eletromagnéticos (EMFs, na sigla em inglês) responsáveis pelo crescimento do câncer. Sua concentração elevada de UVA também pode ter um papel nisso. Os reatores eletrônicos são muito mais seguros do que os magnéticos, mas poucos salões os usam.

Eu pessoalmente recomendo o SunSplash Renew System (luminária estacionária UV tamanho grande) oferecida no site do Dr. Mercola, www.mercola.com. Eu mesmo utilizo durante os meses de inverno. As luminárias menores de vitamina D (luminárias UV) oferecidas na internet também são seguras e eficazes em manter os níveis de vitamina D equilibrados durante a estação fria.

Observe, por favor: Segundo a regra geral, se a sombra do seu corpo (enquanto você está de pé sob o sol) parecer mais comprida do que sua altura corporal, a radiação UVB do sol é fraca demais para induzir a produção da vitamina D na sua pele.

Além disso, depois de tomar banho de sol evite usar sabonete para limpar sua pele, exceto nas áreas íntimas e debaixo dos braços. Não há problema nenhum com a água, mas o sabonete remove todas as camadas de óleo contendo a vitamina D que seu corpo produziu durante a exposição ao sol. Demora até 48 horas para o corpo absorver toda a vitamina D produzida. Evite protetores solares, claro, caso contrário o corpo não produzirá nenhuma vitamina D.

Capítulo 16

A Antiga Prática da Contemplação do Sol

Os povos antigos de quase todas as culturas e religiões sabiam que a luz solar era a chave para a imortalidade e a iluminação. Os antigos incas, egípcios, hindus, zoroastras, essênios, gregos, romanos, chineses e nativos americanos contemplavam o sol durante certas horas do dia, recitavam orações e mantras especiais, e realizavam vários ritos. Arqueólogos e antropólogos mais tradicionais veem isso apenas como o costumeiro culto ao sol de sociedades primitivas. Eles ignoram o fato de que as religiões solares monoteístas de Zaratustra e Akhenaton libertaram as pessoas, por um breve período, da servidão às superstições de religiões panteístas e criaram sociedades utópicas pacíficas. Eles também esquecem que o eminente antigo professor da contemplação solar, Lord Meru, outrora conhecido como El Dorado ou Quetzalcoatl, elevou as tribos primitivas das selvas da América Central e do Sul a sociedades civilizadas com conhecimento de medicina, metalurgia, agricultura, pecuária, escrita, engenharia, matemática e astronomia, em cidades com centenas de edifícios de pedra, sistemas de água e esgoto e ruas pavimentadas. Cientistas e historiadores não percebem que o sol físico era apenas o símbolo externo do objeto do culto, que era, na verdade, o Sol espiritual por trás do sol físico que pode iluminar as pessoas e transformá-las em seres de luz.

A energia solar é a fonte que fortalece o cérebro. Ela entra no corpo pelos elementos: ar, água, fogo e terra. A luz solar entra no corpo humano e sai dele com mais facilidade e diretamente pelo olho humano, desde que não seja filtrada por lentes coloridas. Os olhos são os grandes portais pelos quais a luz solar entra no corpo.

A contemplação solar é uma prática antiga que pode induzir à cura do corpo e da mente.

Os olhos são órgãos muito complexos, compostos de cinco bilhões de partes intricadamente projetadas e funcionando em unidade. A função principal do olho é a percepção de luz e sombra. Mesmo os "olhos" mais "básicos e simples", como aqueles pertencentes a organismos unicelulares, não têm outra função além de detectar se os arredores estão claros ou escuros para manter os ritmos circadianos.

Agindo como uma lente fotográfica, o olho humano consegue dividir todo o espectro da luz solar em raios coloridos diferentes – um tipo de prisma ocular. Em uma câmera fotográfica, os vários raios de luz reagem com as substâncias químicas do filme e as codificam em conformidade com as imagens que você tira. Da mesma forma, ao entrarem na glândula pineal no cérebro, os diferentes raios de luz são codificados quimicamente no cérebro e passam para os órgãos e sistemas do organismo.

Os órgãos vitais do organismo dependem de cores específicas no espectro de luz. Para as células renais funcionarem direito, por exemplo, elas pedem uma luz vermelha. As células cardíacas precisam de luz amarela e as células hepáticas pedem uma luz verde. Deficiências de luz em qualquer um dos órgãos e sistemas do organismo podem levar a doenças. A contemplação solar regular pode ajudar a restaurar o equilíbrio e a eficiência em quaisquer células no corpo.

A pineal é uma das glândulas mais pesquisadas do corpo. Cientistas estabeleceram que a luz radiante estimula a produção de serotonina e melatonina na pineal, mas há outros neuroquímicos produzidos pela pineal que têm efeitos mais profundos e complexos, além da regulação de humor, sono, função reprodutiva e temperatura corporal.

Cientistas da Universidade da Pensilvânia, incluindo o Dr. George C. Brenarr, um importante especialista na glândula pineal, observaram o iogue solar HRM (Hira Ratan Manek) por 130 dias em 2002.

Eles constataram que sua pineal exibia crescimento e reativação. O tamanho médio da glândula é de 6 x 6 mm, mas no caso de HRM ela tinha 8 x 11mm.

Os cientistas referem-se à glândula pineal como o "terceiro olho atrofiado". De fato, junto à pituitária, fica o chacra ou centro energético do terceiro olho, mas é melhor se for chamado de dormente em vez de atrofiado. De acordo com os escritos rosacrucianos de Max Heindel, no passado distante, o homem entrava em contato com os mundos internos por meio das glândulas pineal e pituitária ativadas. Considerada a maior e mais poderosa fonte de energia etérea disponível aos seres humanos, o terceiro olho sempre foi importante nos poderes psíquicos de iniciação (clarividência e ver auras, por exemplo, etc.).

Para ativar o "terceiro olho" e perceber dimensões mais elevadas, a pineal e a pituitária devem vibrar em uníssono, o que é conseguido pela meditação ou contemplação solar. Quando se estabelece uma relação correta entre a personalidade operando por meio da pituitária e a alma operando por meio da pineal, cria-se um campo magnético. A pineal pode gerar seu próprio campo magnético por conter magnetita. Esse campo pode interagir com o campo magnético da Terra. O vento solar do amanhecer, carregando o campo magnético da Terra, estimula a glândula pineal. Por isso, muitos ensinamentos espirituais afirmam que o período entre 4 e 6 horas da manhã é o melhor horário para meditar, e o nascer do sol é o melhor horário para contemplá-lo. Nessas horas, a glândula pineal estimula a pituitária a secretar o hormônio de crescimento humano. Por isso, os contempladores têm frequentemente um crescimento rápido de unhas e cabelos, a restauração da cor do cabelo e um rejuvenescimento geral. Cleópatra costumava colocar um ímã na testa para estimular a pituitária a restaurar sua juventude e boa aparência. Ela não sabia que já tinha um ímã na testa.

A técnica da contemplação solar não exige mais do que tempo e atenção, e é muito simples. Deve-se contemplar o sol apenas de manhã e no final da tarde, por cerca de uma hora ou menos depois de o sol nascer ou antes de ele se por. Olhe para o sol nascente ou poente uma vez por dia. No primeiro dia, olhe para o sol de maneira relaxada por no máximo dez segundos. No segundo dia, olhe para ele por 20 segundos, adicionando uns dez segundos a cada dia. Depois de dez dias contínuos de contemplação solar, você pode piscar ou pestanejar e não precisa ficar parado. Para receber os principais benefícios da contemplação solar, você precisa aumentar a duração como descrito até atingir três meses. Isso o leva até uma duração de 15 minutos de contemplação por vez.

Nesse estágio, a energia dos raios solares passando pelo olho humano carregará o trato hipotalâmico – o caminho por trás da retina levando ao cérebro humano. À medida que o cérebro recebe cada vez mais força extra por meio desse caminho, você verá uma redução drástica da tensão mental e das preocupações. Com acesso a essa fonte adicional de energia, é provável que você desenvolva uma mentalidade mais positiva e uma autoconfiança crescente. Se sofre com ansiedade e depressão, verá que elas vão embora. A tristeza e a depressão aumentam reconhecidamente com a falta ou diminuição de exposição à luz solar. Com menos preocupações e medos, seu cérebro pode usar a energia reservada para a cura e melhora do bem-estar mental e físico.

Um dos benefícios mais relatados da contemplação solar regular é a melhora da visão.

Revigorante, de raios dourados, o eterno olho vigilante, chamado de "o início" e "a verdade suprema" pela sabedoria, o Sol é também o mais antigo médico conhecido pela humanidade. Nós recorremos a ele em busca de cura há muitas eras – desde nossos primórdios.

Sobre o Autor, Andreas Moritz

Andreas Moritz foi um médico intuitivo, praticante de Ayurveda, iridologia, shiatsu e medicina vibracional, escritor e artista. Nascido no sudoeste da Alemanha em 1954, Andreas teve de lidar com várias doenças graves desde muito novo, o que o compeliu a estudar dieta, nutrição e vários métodos de cura natural ainda criança.

Aos 20 anos de idade, ele completou seu treinamento em iridologia (a ciência diagnóstica da interpretação ocular) e dietética. Em 1981, começou a estudar Medicina Ayurvédica na Índia e terminou seu treinamento como um praticante qualificado da Ayurveda na Nova Zelândia em 1991. Não satisfeito em apenas tratar os sintomas da doença, Andreas dedicou seu trabalho de vida a entender e tratar suas causas. Em decorrência dessa abordagem holística, ele teve grande sucesso com casos de doença terminal, nos quais os métodos convencionais de cura se provaram infrutíferos.

Em 1988, ele começou a praticar a arte japonesa da cura, o shiatsu, o que lhe deu uma compreensão do sistema de energia do corpo. Além disso, passou oito anos dedicando-se à pesquisa sobre a consciência e seu papel importante no campo da medicina de mente/corpo.

Andreas Moritz também é o autor dos seguintes livros sobre saúde e espiritualidade:

*Limpeza do Fígado e da Vesícula**

Timeless Secrets of Health & Rejuvenation

*Câncer Não é uma Doença, é um mecanismo de Cura**

---

*N. T.: Obra publicada pela Madras Editora.

Cure-se com a Luz do Sol
Lifting the Veil of Duality
It's Time to Come Alive
Heart Disease No More!
Diabetes – No More!
Simple Steps to Total Health
Ending the Aids Myth
Feel Great, Lose Weight
Vaccine-nation
Hear the Whispers, Live Your Dream
Art of Self-Healing
Timeless Wisdom from Andreas Moritz
Alheimer's – No More!

Durante suas extensas viagens ao redor do mundo, Andreas consultou-se com chefes de Estado e membros do governo na Europa, Ásia e África, além de ter dado muitas palestras sobre saúde, medicina corpo/mente e espiritualidade. Moritz teve um fórum gratuito, "*Ask Andreas Moritz*", no grande site sobre saúde, *CureZone.com*. Embora tenha parado de escrever para o fórum por volta de 2006, este contém um extenso arquivo de suas respostas a milhares de questões sobre uma variedade de tópicos relativos à saúde.

Depois de se mudar para os Estados Unidos em 1998, Andreas começou a desenvolver seu novo e inovador sistema de cura, chamado Arte Ener-Chi, que mira nas causas de muitas doenças crônicas. A Arte Ener-Chi consiste em uma série de pinturas a óleo codificadas por raios de luz que podem restaurar instantaneamente o fluxo de energia vital (Chi) em órgãos e sistemas do corpo. Moritz também é o criador do Sacred Santémony – o Canto Divino para cada Ocasião, um sistema poderoso de frequências de som geradas especialmente que podem transformar medos profundos, alergias, traumas e bloqueios mentais ou emocionais em oportunidades úteis para crescimento e inspiração em questão de segundos.

Em outubro de 2012, Andreas fez a transição para o Plano Superior. Seu legado inclui um conjunto extraordinário de obras que ele sempre compartilhou com toda generosidade com seus leitores, colegas e admiradores. Seus vídeos no YouTube, além de informações gratuitas sobre saúde e palavras de sabedoria, estão disponíveis em: www.ener-chi.com, www.youtube.com/user/enerchiTV e www.facebook.com/enerchi.wellness.

A Andreas Moritz Light Trust é uma fundação sem fins lucrativos criada em 2013 em homenagem a Andreas e à sua gentileza consagrada pelo tempo, generosidade de espírito, sabedoria profunda, ensinamentos de longo alcance e ideias transformadoras de vidas que ajudaram incontáveis pessoas em todo o mundo.

O objetivo da Andreas Moritz Light Trust é proporcionar uma assistência significativa e muito necessária a crianças sem pais em todo o mundo – incluindo alimentação nutritiva, condições de saúde e para uma vida segura, educação holística, cuidado compassivo e oportunidades espirituais enriquecedoras.

Para mais informações, visite, por favor, www.andreasmoritzlighttrust.org.

Índice Remissivo

A

B

C

D

E

F

G

H

I

L

M

N

O

P

Q

R

S

T

V

MADRAS® Editora

CADASTRO/MALA DIRETA

Envie este cadastro preenchido e passará a receber informações dos nossos lançamentos, nas áreas que determinar.

Nome ____

RG ____________________ CPF ____________________

Endereço Residencial ______________________________

Bairro ______________ Cidade ______________ Estado _____

CEP ____________ Fone ______________________________

E-mail ____

Sexo ❑ Fem. ❑ Masc. Nascimento ____________________

Profissão ______________ Escolaridade (Nível/Curso) __________

Você compra livros:

❑ livrarias ❑ feiras ❑ telefone ❑ Sedex livro (reembolso postal mais rápido)

❑ outros: ______________________________________

Quais os tipos de literatura que você lê:

❑ Jurídicos ❑ Pedagogia ❑ Business ❑ Romances/espíritas

❑ Esoterismo ❑ Psicologia ❑ Saúde ❑ Espíritas/doutrinas

❑ Bruxaria ❑ Autoajuda ❑ Maçonaria ❑ Outros:

Qual a sua opinião a respeito desta obra? ____________________

____

Indique amigos que gostariam de receber MALA DIRETA:

Nome ____

Endereço Residencial ______________________________

Bairro ______________ Cidade ______________ CEP __________

Nome do livro adquirido: ***Cure-se com a Luz do Sol***

Para receber catálogos, lista de preços e outras informações, escreva para:

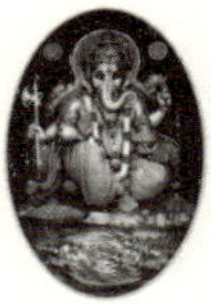

MADRAS EDITORA LTDA.

Rua Paulo Gonçalves, 88 – Santana – 02403-020 – São Paulo/SP

Caixa Postal 12183 – CEP 02013-970 – SP

Tel.: (11) 2281-5555 – Fax.:(11) 2959-3090

www.madras.com.br